TRATADO SOBRE LA PESTE

PILAR ROMEU FERRÉ

TRATADO SOBRE LA PESTE

Edición crítica del manuscrito 2726
del Jewish Theological Seminary of America
(s. XV)

Barcelona 2024

Colección Fuente clara
Estudios de cultura sefardí

Dirigida por Pilar Romeu Ferré

PRIMERA EDICIÓN 2024
© Pilar Romeu Ferré
© para la presente edición: Tirocinio
c/ dels Cavallers 56
08034 Barcelona – España
www.tirocinio.com // tirocinio@tirocinio.com

Diseño de la cubierta: Eva Ramos

Cubierta: Detalles del fresco de Giacomo Borlone de Buschis (Albino, Italia 1420? – 1487 ca.) *Trionfo e danza della morte*, datado en 1485, que se encuentra en la fachada externa del Oratorio dei Disciplini de Clusone (Bérgamo, Lombardía).
ISBN: 978-84-126518-6-7
Depósito legal: B 21115-2024
Impresión: Winihard

Impreso en España – Printed in Spain.

Para el querido de mi alma,
que ha estado esperándome pacientemente
a las puertas de bibliotecas de medio mundo.

Quien bien se acordare vera que en españa
la peste es muy cierta: y tiempos usada
quier por vezina: o en nuestra morada
poniendo entre deudos: rigor y zizaña
y el año que vimos: uso cruel maña
que fue veynte y ocho: de mil y quinientos
dando alas gentes: muy rezios tormentos
y enlos coraçones: temor que les daña.

Alonso de Çamora (1476 – 1554)
Tratado muy necessario y provechoso: *en el qual se con-*
tiene un regimiento breve para poder conservar la salud
enel tiempo de peste (Cuenca, 1537).

I. PRELIMINAR

Este estudio tiene como finalidad presentar la edición crítica del manuscrito 2726 (ms. 2726) de la Biblioteca del Jewish Theological Seminary of America (JTSA) (Nueva York) que lleva por título חבור על הדבר (*Ḥiḅur ʻal haḏéber*) o *Tratado sobre la peste*, de autor desconocido, aljamiado en caracteres rasíes. Actualmente está disponible en línea a través de la Biblioteca Nacional de Israel (Courtesy of the Library of the Jewish Theological Seminary, The National Library of Israel. «Ktiv» Project, The National Library of Israel)[1], sobre el que se ha realizado la transcripción en caracteres latinos. Sin embargo, tras haberla finalizado, pude inspeccionarlo *in situ* el 3 de abril de 2024[2]. Dado que el texto es accesible en red, y para no alargar este estudio innecesariamente, he omitido la transcripción en caracteres hebreos.

He preferido la traducción del hebreo *déber* (דבר) por *peste*, como suele hacerse hoy en día, y no por *pestilencia*, aunque para la época se usaba de preferencia ese término, o el de *mortaldat / mortandat*. Como *Tratado sobre la pestilencia* ha sido catalogado en inglés (*Spanish treatise on the pestilence*), pero es también más acorde con el hebreo חבור על הדבר (*Ḥiḅur ʻal haḏéber* 'Tratado sobre la peste'). La idea es no inducir a error sobre el contenido de esta monografía.

Se trata de un manuscrito inédito en castellano —aunque incluye numerosos términos en otras lenguas—, en aljamía hebraica, sobre el cual se ciernen algunos claroscuros, ya que es acéfalo, no está datado, y desconocemos el nombre del autor o, en su caso, del manuscriba.

---

[1] NLI System number 990001055840205171.

[2] Agradezco a Andrew Katz, del departamento de Special Collections de la biblioteca del JTSA que lo tuviera a tal efecto a mi disposición ese día.

Contiene descripciones sobre la enfermedad, así como aspectos relacionados con su tratamiento, preparación de medicamentos para su prevención o cura y sugerencias prácticas para el mantenimiento de un buen estado de salud.

Este manuscrito es significativo por varias razones. Si bien en el ámbito cristiano los tratados sobre la peste de los siglos XV y XVI[3] que tenemos a disposición son bastante numerosos, en el ámbito judío no son tan abundantes y además no se conocen con demasiado detalle, pues la mayoría de ellos ni siquiera han sido aún editados. No solo son raras las traducciones en hebreo, más aún lo son las escritas en aljamía hebraica en castellano, como es el caso que nos ocupa. Además, se trata de un texto bajomedieval, lo que lo hace aún más sugestivo, porque pertenece a una época en que esta enfermedad de alta letalidad no era suficientemente conocida y en el que se aprecian los titubeos tanto en la forma de analizarla como en los tratamientos empleados.

II. DESCRIPCIÓN BIBLIOGRÁFICA DEL MS. 2726 DEL JTSA

Llegué al ms. 2726 del JTSA gracias a unas indicaciones que me proporcionó Dov Cohen (Instituto Salti), a quien acudí para que me informara sobre manuscritos aljamiados aún por estudiar. Aunque fue este el primero por el que me decidí, entre los varios que me sugirió, poco después llegué al ms. 19 Hs que se conserva en TRESOAR, the Frisian Historical and Literary Centre, en Leeuwarden, Holanda, cuya edición crítica se ha publicado con anterioridad, ya que los datos eran fehacientes y el manuscrito estaba completo (Romeu 2022). Pero desde entonces seguí investigando sobre este ms. 2726.

---

[3] El primer tratado científico impreso en Castilla es de 1485, de Diego de Torres. Para comprender lo que sucedía por esos siglos en torno a la publicaciones, cuando mayormente la ciencia y los saberes se transmitían aún en manuscritos, resulta muy útil el estudio de ARRIZABALAGA (2002).

Describe Neubauer (1875-1876: 83-84) bajo la rúbrica: «I. Leeuwarden (siehe: *Catal. codicum orientalium* Bibl. Acad. Lugduno-Batavae, auctore M. I. de Goeje, vol. V. p. 305)» el manuscrito «*h*. Ein ähnlicher Tractat in spanischer Sprache, überschrieben חבור בענין הדבר חברו מאישטרי גואן די טורנהמירה בעצת אנשי העיון אשר במונפשליר לבקשת המלך דון אינריק מלך קאשטילייא ('Composición sobre la plaga compuesto por maestre Juan de Tornamira por consejo de los eruditos de Montpellier a petición del rey Don Enrique rey de Castilla'). Von Johannes aus Tornamira hat der Pariser Catalog Nº. 1177,2 einen Tractat über Urin. Das Citat Dr. Steinschneider's in Virchow's Archiv konnte ich trotz des Index nicht auffinden». Este es el manuscrito del חבור בענין הדבר que he tomado como base para cotejar las referencias a Juan de Tornamira en este manuscrito 2726 del JTSA.

La voz alemana *ähnlicher* ('similar') refiere al manuscrito anterior catalogado: «*g*. מאמר בקדחת הדבר, über Pest (von Johannes aus Burgund ? Pariser Catalog Nº. 1191,8)», e incluye el inicio del manuscrito: שאלתני האח הנלבב שאכתוב לך הנהגה כוללת לשון הדברים ואני עם היותי טרוד מאד ולבי כל עמי וכמעט קפצה עלי הזקנה ('Inquirí a mi querido hermano para escribir un libro que incluyera el tema de las pestes, y yo, con estar muy ocupado, como amo a mi gente y soy ya un poco anciano'). Pero este manuscrito está en hebreo.

Este *Tratado sobre la peste* que vamos a analizar está catalogada en la web de la Biblioteca del JTSA como: «Local Call Number: MS 2726, SHF 1517:17. Title: Treatise on the plague. Creator: Joannes, de Tornamira, ca. 1329 – ca. 1396. 14--. Description: Olso called: Pestilenza. Cat. (Adler)–1917, pp. 57. Black ink. Subject: Medicine, Science. Creation Date: 14--. Format: 17 leaves. 20.5 x 15.0 x 0.9 cm. Source: Library Catalog».

Algunas de estas precisiones puntualizaremos a lo largo de este estudio, ya que aunque sí es un manuscrito del s. XV, Juan de Tornamira no es su autor, pues había fallecido con anterioridad. Además, otros datos relevantes, como la presencia del autor en Palencia con ocasión de un brote de peste, y las citas al propio Tornamira, a Gérard de Solo y a Alonso Chirino conducen a presumir que se trata de una obra original elaborada por un médico de origen peninsular.

Pienso que este *Tratado sobre la peste* que vamos a analizar se catalogó mal desde el principio y se confundió con el que se conserva en TRESOAR, quizás porque la letra es similar. Una de las pruebas es que en la ficha catalográfica en la web de la NLI ya no figura que Tornamira sea su autor.

II.1. Descripción física

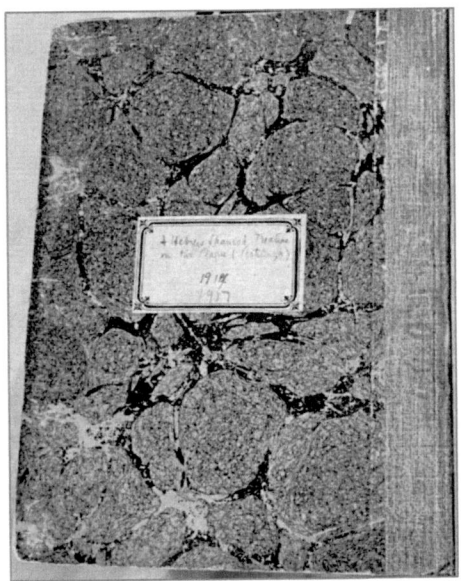

Cubierta anterior del ms. 2726

Según consta en la hoja de guarda y en el primer folio al recto (véase la ilustración en la página siguiente), este manuscrito perteneció a la colección de Elkan Nathan Adler y constituía el número 1917. Efectivamente, según Adler (1921: 56), bajo el epígrafe «Science: A. Medicine», recoge en la página 57: «1917 Ladino treatise on the plague (Pestilenza)». Además, en la primera hoja al recto se identifica, escrito a mano en la parte inferior, como un: «A Spanish Consilium about pestilence by Johannes de Tornamira in Hebrew characters in Leeuwarden; see Leterbode II 84, H. B. XVII 57, Heb. Ueb. p. 834»; y en la parte superior del mismo folio al recto se describe como:

«1-8 dottrina 1-9
8^b capitulo segundo
10^a parte segunda
11-16 dottrina 1-5».

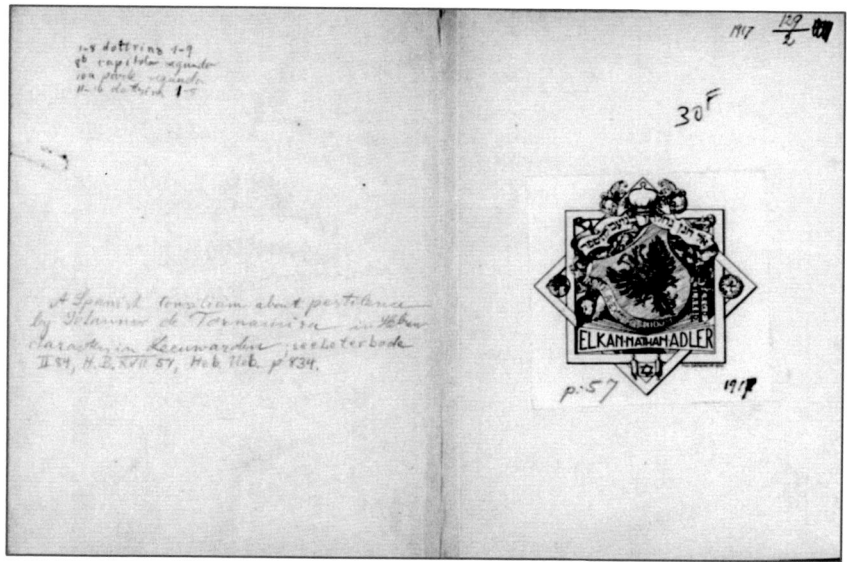

Así pues, el manuscrito «ENA [Elkan Nathan Adler] MS 1917» ha pasado a ser actualmente el «MS 2726 JTSA».

El filántropo inglés Elkan Nathan Adler (Londres 1861 – 1946), abogado, historiador y coleccionista de libros y manuscritos en hebreo, viajador nato, construyó una enorme biblioteca con esos antiquísimos documentos que fue recopilando de aquí y de allá. Era hijo de Nathan Marcus Adler, gran rabino del Imperio británico. Fue, además, uno de los primeros en explorar los documentos encontrados en la guenizá de El Cairo[4]. Lo que sí es claro es que, aunque este documento que estudiamos perteneció a su colección, no constan más datos acerca de cuándo y dónde lo encontró.

La inscripción en el interior de la banda de su exlibris: «אל חנן נחלתו בנועם להשפר» [*El ḥanán naḥaltó benó'am lehašper* 'Elhanán recibió su herencia para mejorarla'], refiere a un fragmento del antiguo *piyut* ('poema litúrgico') מלך אמון (*Mélej Amón* 'El Rey es mi protector'), que se recita en el rezo de la mañana del segundo día de Roš Hašaná ('Año Nuevo') y es obra de Simón ben Isaac ben Abún de Mainz (aprox. 950 –

```
Cod. Adler 1917, a Spanish treatise on
the pestilence in Hebrew characters.
A leaf missing in the beginning; consists of two par
parts the first of which is divided intox 9 dotrina
(the ninth has 2 chapters), the second into 5 dotri-
nas. 16 11.8 at 26 lines Spanish Rabbinical char.

Fol.1 r.1.9: Dottrina segunda  en como toda obra
su apreciemento en el mondo ah (ha?) necesarias
tres condiciones e como son necesarias en la pesti-
lencia; la intencion de todos los dotores en medici
na e de sabios  que in major grade que ellos en ci-
enciason determinaron que toda cosa que antes non
era e agora  (ahora) es non podo ser ah menos de x
tres condiciones ; la primera es propio obadron que
obre a quella obra.

Fol.10 r.1.10: Parte segunda la qual se parte ah(a)
cinco dotrinas. Dotrina primera en como las calen-
turas della pestilencia unas vezes venien sin lan-
dre e otras vezes con ella e por que cosas di como
la landre es cosa de matar por esto es a saber que
esta calentura a la vezes viene con landre en uno
de los tres lunares ad un de los mienbros capitales
```

[4] De hecho, fue uno de los primeros europeos que accedió a ellos. Durante sus visitas a El Cairo entre 1888 y 1895, Adler recuperó y llevó a Inglaterra más de 25.000 manuscritos.

1020)[5]. *El ḥanán* por *Elkan*. El más conocido Elcaná en la Biblia es el padre del profeta Samuel (1*Sm* 1-8), a quien la Biblia describe como hijo de Yeroham, de la tribu de Leví, quien vivió en la época de los jueces (*Ju* 17:6). אלחנן (*El ḥanán*, *Elcaná*, *Elkan*) significa 'Dios lo creó' o 'Dios tomó posesión'.

En un folio volante que encontré doblado tras la cubierta (ver la imagen en la página anterior), y que está también digitalizado en la web como formando parte de la obra, escrito en mecanografía por una cara —el reverso está en blanco—, se contienen las descripciones del íncipit y el final del fragmento de la obra.

De estos datos se deduce a simple vista que se trata de un manuscrito que inicia abruptamente al final de la «dottrina primera» de un previsible «capítulo primero». Carece de más indicaciones precisas, pero está claro que se trata de un tratado sobre la peste.

Colación: Se compone de 17 folios (34 páginas) no numerados en origen, pero sí por un lector, copista o catalogador posterior, a mano y en lápiz en los folios al recto, del 1 al 17. Advertimos que el folio 17 no pertenece propiamente al *Tratado sobre la peste*[6], ya que, además de que la letra y la disposición son distintas, en la digitalización completa del manuscrito se ha omitido expresamente el folio 17 verso.

Contenido: Se trata, como hemos advertido, de un *Tratado sobre la peste* escrito en castellano en aljamía hebraica.

---

[5] Véase NULMAN 1996: 238.

[6] Es un comentario —completo a primera vista—, en hebreo, cuyo título o lema es solo parcialmente legible, y con cautela, pues está rasgado en la parte superior: «תבונה צריכה [...] לרעתה בהכרה [...]». Se trata de algún comentario a propósito de la peste (o del propio *Tratado sobre la peste*) y su relación con la cosmología, pues se repiten palabras como *galgal* ('planeta'), *kojabé* ('estrellas'), se especifican diversas clases de *rúaḥ* ('viento'), la relación de los planetas con los meses del año, etcétera.

Descripción física:

El manuscrito está encuadernado solo.

Encuadernación (15,2 x 20,8 cm) en cartón de color azulado con filigranas lilas y el lomo (aprox. 2,3 cm por cada cara) de papel azul. En el frontis hay un tejuelo con la inscripción: «+ Hebrew Spanish Treatise | on the Plague (Pestilenza) | 1917 | 1917». Las dos primeras líneas están escritas con tinta y las dos últimas con lápiz. Se aprecian restos de un tejuelo en la parte posterior, sin inscripción, pues parece haber sido arrancado, y que es probable fruto de una anterior catalogación.

Soporte: Papel verjurado de calidad, aunque algo deteriorado en la zona de encuadernación y en la parte superior de los folios, que perdieron buena parte de papel. Las verjuras se ven a contraluz. Recordemos que hasta el siglo XVIII todas las formas de papel son del modelo verjurado y las filigranas son *claras* (muestran una transparencia frente a la opacidad de la hoja). No se aprecian filigranas a simple vista.

El estado de conservación es correcto, con algunas manchas de humedad no importantes en los cantos de los folios y en la misma zona de la encuadernación. Algunos folios (2v, 3v, 4v, 5v, 6r, 7r, 8r, 9r, 10r, 11r, 12v, 13r, 14v, 15v, 16r, 17r, 17v) muestran haber sido reparados antiguamente con una especie de celofán pegado, que ha oscurecido el papel naturalmente. Estos mismos pegados se mantienen en prácticamente todos los folios en la zona superior de la encuadernación (aprox. 4 cm), además de en el fol. 17r en el margen izquierdo y en el margen inferior.

Según el estilo de épocas antiguas, tanto en textos hebreos como latinos, existe —aquí solo en las páginas pares (al vuelto del folio)— un *reclamo* de página que anticipa la palabra o palabras —o parte de ellas— del primer renglón de la siguiente, y se compone por lo general del inicio de la misma que iniciará el folio siguiente[7]. Estos reclamos se encuentran en la

---

[7] Solo en f. 4v hay un error: «ança» (אנצא) por «onça» (אונצא) (*onça*).

parte inferior izquierda del folio, 3,5 cm. por debajo de la última línea escrita. Se encuentran en los folios: 1v «NZohar», ahí escrito junto; 2v «dela»; 3v «al», en un solo signo (*álef* + *lámed*), en este caso, por *el*; 4v «delos» por *delo*; 5v «enla»; 6v «ĝénero»; 7v «desu»; 8v «es»; 9v «de»; 10v «e»; 11v «que el»; 12v «es[c]rebió»; 13v «Ungento»; 14v «azeite»; 15v «dotrina». Como reclamo de línea solo encontramos en f. 11v.1 la *cof* (ק) de *calentura* y la *e* (אי) (f. 15r.9) conjunción copulativa que inician la línea siguiente.

Impaginación: Pautado regular de 26 líneas, aunque algunos folios tienen 27 (fols. 6r, 9r, 10v, 13r, 13v, 14v, 15r-v), y salvo el folio 16r, con 11, la última de ellas separada un par de líneas de la anterior. Dimensiones de la caja de escritura: aprox. 14 cm de alto por 9 cm de ancho sin contar los reclamos y las anotaciones al margen, y sin fugas por motivos ornamentales, pero sí de disposición, ya que muchas líneas no están correctamente alineadas o se salen ostensiblemente de la pauta. Dimensiones de los márgenes: superior, 2 cm; inferior, 4,5 cm; izquierdo, aprox. 3 cm en los folios al recto y 2 cm en los folios al verso; y derecho: 2 cm en los folios al recto y 3 cm en los folios al verso. Por tanto, un folio mide 20,5 x 14,5 cm, teniendo en cuenta que las medidas han sido tomadas de un ejemplar encuadernado, y podría variar ligeramente desencuadernado. No es posible determinar si se formó con pliegos o con folios sueltos, ya que la encuadernación actual parece haber sido reparada, y así tras los folios 5 y 15 aparece un cordelillo de cosido. Aunque, como advertimos, en general el copista es cuidadoso, algunas palabras se salen ostensiblemente de los márgenes[8].

---

[8] Esto sucede en los siguientes fols.: 1r.14,25 *condiçiones, desfalleçer*; 1v.10,12,16 *pasiba, cuerpos, çibdad*; 2r.22 *concluyeron*; 3v.8,9 *costelaçión, filosofí'*; 4r.6 *conbenibles*; 5v.5,20,21 *nos cunple, esperença, pestilença*; 6r.8,23 *pudriçio', esperença*; 7r.21 *espeçias*; 7v.4,13,24 *eserçiçio, después, mucho*; 8r.16,17 *semana, desatada*; 9r.23 *costunbradas*; 9v.5 *afirmaron*; 10r.14 *capitales*; 10v.10,13,24 *partes, garganta, apostemas*; 11v.27 *físicos*;

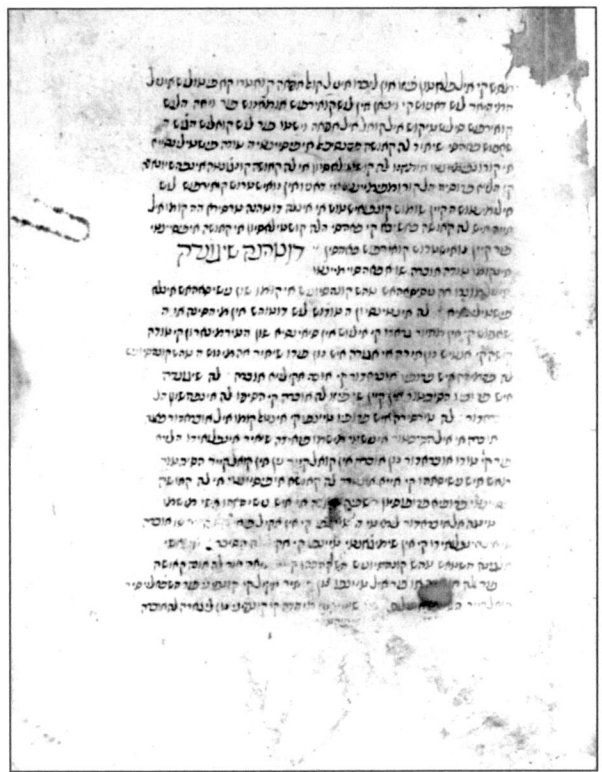

Primer folio del ms. 2726, al recto.

Los folios están numerados a mano y con lápiz —seguramente por algún catalogador— en el recto y en el ángulo superior izquierdo, con los números arábigos correspondientes. No hay cabeceras superiores ni inferiores. La ordenación del manuscrito es a texto corrido. Todos los folios al verso tienen un reclamo de página.

Escritura: La letra es una semicursiva sefardí, similar a la de otros manuscritos conocidos, como la versión aljamiada del

12v.13,24 *decaïmiento, anteçesores*; 14r.14 *espadania*; 14v.12,20 *meçclado, remedios*; 15r.19,23 *menuzadas, podieren*; 15v.26 *mojándola*; 16r.4 *enfiuzaos*.

poema castellano de la *Danza de la Muerte*, conservada en un manuscrito en la Biblioteca Palatina de Parma bajo la signatura 2666, datado hacia mediados del siglo XV[9]; el del *Tratado de la Esfera* de Juan de Sacrobosco, conservado en la Biblioteca Nacional de París (ms. Heb. 1105); el *Tratado sobre la peste* de Juan de Tornamira (s. XIV)[10]; e incluso el de la *Crónica de los reyes otomanos*, copia que se hizo antes de 1666 y que se conserva en la Biblioteca Ambrosiana de Milán (signatura x-126-sup., ant. ms. III-32)[11]. El color de la tinta es ocre oscuro.

El estilo y el tamaño son idénticos en toda la obra, pero los inicios de «parte» y «dotrina», e incluso algunos términos sueltos, están escritos en un tipo de escritura mayor, imitando a la hebrea cuadrada o *meruḅá*, y ocupan la altura de caja correspondiente a una línea y media de texto. Como en la mayoría de los textos medievales, en ningún caso se añaden signos de vocalización *a la hebraica* con puntos[12] (*'im necudot*). Tampoco hay ninguna voz escrita en caracteres latinos. Por regla general es infrecuente el uso de partición de palabras a final de línea[13], así como el alargamiento de caracteres para cubrir el espacio sobrante. La partición de las mismas a final de línea o folio no se indica de modo especial.

También sobre algunas palabras se encuentra una gran tilde de trazo considerable (˜), que es una llamada de atención, pues normalmente se coloca sobre la palabra que inicia una receta. Estas tildes se encuentran sobre «Réçipe» (f. 9v.25), «fecho» (f. 12v.18), «Réçipe» (f. 13r.17), «Récip'» (f. 13v.6), «FECHO» (f. 13v.23), y en «Abç» (fols. 16r.23 y 16v.6).

---

[9] Véase MANRIQUE (2019) a propósito de este manuscrito.

[10] Véase ROMEU FERRÉ (2022).

[11] Véase ROMEU FERRÉ (1998: 15, 60). Se trata de una copia manuscrita que se hizo antes del 18 de kislev de 5427 (15/12/1666), es decir, que pudo efectuarse durante estos 100 años que transcurrieron desde que Moisés Almosnino lo redactó, hacia 1566.

[12] Encima, al lado o debajo de las letras correspondientes.

[13] Ocurre en *sus-/tançia* (f. 7r.6-7) y *per-/dimiento* (f. 11r.25-26).

Los números se indican según la numeración hebraica, con sus letras correspondientes, con uno o más puntos en la parte superior para detectarlos fácilmente (ex. ̇ג 3, en f. 8v.22), aunque también se encuentra escrito el número con todas sus letras (ex. *dos* en f. 12r.14).

Se utilizan dos signos de puntuación: 1) un punto (·) que parece indicar pausa; y 2) dos puntos (:), que normalmente se emplean como final de párrafo, como en los textos impresos.

Hay pocas palabras abreviadas. Las mencionaremos en el epígrafe III.4.

Ornamentación:

No existe ninguna ilustración, salvo la ornamentación habitual, no constante, de iniciar los párrafos importantes en un tipo de letra mayor y dejando bajo esas letras un hueco de escritura[14]. También en otros casos puntuales[15].

En cambio, el folio 17 contiene más filigranas, pero ya que no pertenece a la obra que estudiamos omito precisarlas.

II.2. Rasgos generales

El amanuense, que es el mismo a lo largo del texto —salvo para la última línea del folio 16v, añadida con posterioridad—, no fue excesivamente cuidadoso. Hay tachaduras, borrones, letras, palabras o frases escritas fuera de su lugar —sobre la voz correspondiente y normalmente en el lugar preciso—, algunos lapsus que denotan una posible omisión de pasajes y frases aparentemente incomprensibles, aunque probablemente era hispanófono y entendía el texto que copiaba. Por lo menos

---

[14] Se produce en los folios 1r.9, 2r.10, 2v.6, 4r.15, 5v.9, 6v.6, 7r.23, 7v.19, 8v.24, 9r.23, 10r.10, 11r.13, 11v.5, 13v.1,5, 14r.18 y 16r.1.

[15] Después de «inpresión» (f. 4r.14), «mal» (f. 6v.5), «pestilençia» (f. 7r.10), «calenturas» (f. 11r.13), y «onças» (f. 14v.6); y debajo «delas» (f. 9r.23), «otra» (f. 13v.1), y «una» (f. 13v.6).

en tres ocasiones detectamos una redacción que lo indica claramente: «enel ⁄ayre enel ~~ayre~~ tienpo» (f. 4v.15-16); «Abiçena dixo: alos que les que les (*sic*) porfiaron» (f. 12v.3); y «El almiba que suelen fazer enesta [dolençia] es mui buena» (f. 13r.13-14).

Hay llamados a inscripciones al margen que son obra, con toda probabilidad, de un lector posterior, ya que la letra difiere y el color de tinta (o lápiz, como parece algunas veces) también.

Las tachaduras son frecuentes. Para evitar el fárrago de notas se recogen aquí: «~~resa~~ ⁄resolbiendo» (f. 4r.21-22); «enel ⁄ayre enel ~~ayre~~ tienpo» (f. 4v.15-16); «e ⁄fazer frío de ~~mucha~~ noche» (f. 4v.24); «mudarse el tienpo muchas vezes de fríor a calor» (f. 4v.25); «Otro sí, ~~sfai~~ safumen la casa» (f. 6r.17); «antes que se_ponga el ~~lsol~~ sol» (f. 6v.2); «Enlos ~~con~~ conpuestos que esfuerçan el coraçón» (f. 8v.24); «de cada uno ~~media ochaba~~ 1 dra'» (f. 9r.12); «e calabaç[a]te e ~~sema~~ semejantes» (f. 9r.25); «~~enesto~~ esto pareçe enla g[a]rganta» (f. 10v.13); «de mantenimientos que le ~~ad~~ deben dar» (f. 12v.13); «téngala oliendo~~a~~ enelia de contino» (f. 13v.11); «Si tobiere dolor de ~~eaç~~ cabeça» (f. 14r.8); «e muérdago de ~~roble~~ robre» (f. 14r.15); «e agua fría, todo ~~baçía~~ batido» (f. 15r.1); «e simiente del lino, e ~~alllbma~~ alholba» (f. 15v.4). En cambio, un caso claro de letras que debía haber tachado y no lo hizo está en f. 8v.18 «sean fechas piloras con vinagre e aa agua rosada», además de muchas letras que se han suplido en la línea superior, pero no se han tachado las sobrantes, como por ejemplo en f. 7v.16 con *sujebtoa* con la *vav* (ו) escrita por encima de la línea, pero sin tachar la *he* (ה) que sigue (שוג׳יבט\ה).

Palabras o letras emborronadas las hay: entre las líneas 21-22 y 25-26 de los folios 1r-1v; línea 9 de f. 4v y 5r; *ala* (f. 11v.16); y *sofre* (f. 14v.12). Pese a los borrones, resultan fácilmente identificables, por lo que se omite precisar esta incidencia cada vez que se produce. El f. 17 presenta algunos borrones más, pero dado que no pertenece al cuerpo de la obra omito precisarlos.

Letras escritas por encima de la línea las encontramos en: *cal$^{\backslash i/}$dades* (קאל$^{\backslash i/}$דאדיש) (f. 3v.17); *que* (2ª ocurrencia) (ק$^{\backslash i/}$) (f. 3v.18); *s$^{\backslash a/}$bemos* (ש$^{\backslash a/}$בימוש) (f. 4r.21); *f$^{o/}$jas* (פ$^{\backslash i/}$גאש) (dice *fogas*) (f. 6r.14); *c$^{\backslash o/}$nla* (ק$^{\backslash o/}$נלה) (f. 6v.5); *sánd$^{\backslash a/}$los* (שאנד$^{\backslash a/}$לוש) (f. 8v.23); *supe$^{\backslash r/}$fluidadas* (dice *superpluidadas*) (שופי$^{\backslash r/}$פלוידאדשא) (f. 10r.15); *ençe$^{\backslash r/}$rada* (אינסי$^{\backslash r/}$ראדה) (f. 10r.21); *esto* (אישטו$^{\backslash /}$) (f. 10v.13) —la palabra se escribe sobre la línea, aunque la ha tachado antes en la propia línea—; *decoç$^{\backslash i/}$ón* (דיקוס$^{\backslash i/}$ון) y *ra$^{\backslash i/}$zes* (רא$^{\backslash i/}$זיש) (f. 12r.13); *sújebt$^{\backslash o/}$a* (שוג'בט$^{\backslash o/}$ה) (f. 12r.25); *a$^{\backslash o/}$liendoa* (א$^{\backslash o/}$ליינדוא) (f. 13v.11); *incorp$^{\backslash o/}$arado* (אינקורפ$^{\backslash o/}$אראדו) (f. 14r.3); *unt$^{\backslash e/}$n* (אנט$^{\backslash e/}$ן) (f. 14r.4); *de$^{\backslash o/}$lor* (די$^{\backslash o/}$לור) (f. 14r.8) —una *vav* que sustituye a *yod*, pero que no ha tachado—; *\e/l* (א$^{\backslash i/}$ל) (f. 16r.3); *$^{\backslash o/}$liendo* (א$^{\backslash o/}$לליינדו) (f. 16r.11); *en$^{\backslash e/}$l* (אינ$^{\backslash i/}$ל) (f. 16r.20).

A muchos vocablos, además, les falta alguna letra, normalmente *a*, pero también otras que se detectan en la edición.

Para la representación gráfica de *álef* + *lámed* (*al*) se utiliza en ocasiones, y no de modo regular, un signo especial (אל), frecuente en los manuscritos aljamiados[16]. Pero idéntico lo tenemos simbolizando a *el* al final del folio 3v, en el reclamo. Para *mem* final (ם) usa un redondel (o) (ex.: «segum» f. 1v.9), que se encuentra en algunos términos en los manuscritos del מאמר בקדחת הדבר *Maamar becaḍaḥat haḍéber* ('Tratado sobre la fiebre pestilencial') y de Juan de Tornamira חבור בענין הדבר *Ḥiḅur be'inyán haḍéber* ('Tratado sobre la peste')[17]. La letra *pe* (פ) tiene una forma especial a final de palabra —de ocurrencia escasa—, prolongada hacia la parte inferior, como en *julep* (f. 8v.23).

Algunos lapsus más que denotan omisión de texto tenemos, por ejemplo, en: «que en aquel pueda [azer] su obra» (f. 1r.21),

---

[16] Por ejemplo, en «alinpian» (f. 2r.26).

[17] Manuscritos números 7 y 8 del compendio de manuscritos del Ms. 19 Hs que se conserva en TRESOAR, the Frisian Historical and Literary Centre en Leeuwarden, Holanda.

pues sin la voz *azer*, aun cuando se deduce del texto que sigue, no tiene sentido la frase; o cuando entre «conporte» y «ninguna» (f. 15r.20-21) hay un signo de llamada a nota (☼) al margen izquierdo donde se escribe: «☼ / squiera» [siquiera], que el manuscriba había omitido transcribir en el texto.

Los signos de llamada de notas escritas al margen se indican normalmente mediante un redondelito alargado (☼) encima del término o ligeramente desplazado —aunque a veces faltan[18]—, y se repiten antes de la inscripción marginal. Se dan en los folios 4v.15-16, 8r.2-3, 8v.4-5,11-13, 11v.22-23, 12r.20 y 15r.10. Se escribieron con posterioridad a la copia manuscrita por alguien que necesitara de estas notas para guiar sus búsquedas.

Con todo, esta copia lo es de un original (o copia del original) de un texto redactado de primera mano. Lo prueban expresiones como: «io enmi tienpo e visto buenas esperençias dél, porque io lo fize en perfecçión» (f. 15r.12-13), o «E io e visto por esperença» (f. 14r.13).

III. ESCUDRIÑANDO EN EL INTERIOR

El texto del *Tratado sobre la peste*, que seguramente no lo leyó completo quien lo catalogara por primera vez, esconde algunos datos reveladores.

III.1. Autores mencionados

Son varios los médicos mencionados en la obra, todos reputados autores de la medicina conocida entonces. Ordenados alfabéticamente y escritos según aparecen en el texto, son:

Abç, Abiçena: Avicena[19] (980 – 1037 e. c.); *Al Gafic*[20] (? – 1166 e. c.); *Alberto*: Alberto Magno[21] (1193/1206 – 1280 e. c.);

---

[18] En los folios 8v y 15r.

[19] Avicena (Bujará 980 – Hamadán 1037 e. c.). Citado mayormente por los (cinco) libros del *Canon de la Medicina*: el I (*Materias generales relativas a la ciencia de la Medicina*) (fols. 5r.11-12, 10r.22-24 [capítulo *Enlas*

Alo' de Cuenc': Aloisio de Cuenca o Alonso Chirino (Cuenca 1365 – Medinaceli 1429); *Andaromaco*: Andrómaco[22] (s. I e. c.); *Aƀén Roéŝ, An' Roez, N' Roez*: Averroes[23] (1126 – 1198 e. c.); *Dioscórides*: Pedacio Dioscórides Anazarbeo[24] (ca. 40 – ca. 90 e. c.); *El Zaraví*: Khalaf ibn 'Abbās al-Zahrāwī, conocido como Abulcasis o Albucasis[25] (936 – 1013 e. c.); *Gale', Ga-*

---

inpresiones delas mudanças delos ayres], 10v.18-19, 16r.12); y el IV (*Enfermedades en las que se involucra más de un miembro*) (fols. 2v.17, 4v.1-2,25-26, 11r.3-4, 14v.24-25). Hay varios lugares donde se le menciona sin nombrar la obra: fols. 3r.3,11, 3v.1,17, 7v.22, 8r.20, 12r.3, 12v.3, 13v.15, 14r.19, 15r.2, 16r.23, 16v.6.

[20] Probablemente se trate de Abu Ya'far Ahmad ibn Muhammad ibn Sayyid al-Gafiqi (al-Ghafiq 1100 – Córdoba 1165), médico, farmacéutico y botánico andalusí. Su tratado *Kitab al-Adwiyat al-Mufradat* (*Libro de los medicamentos simples*) constituyó una verdadera recopilación actualizada de todo el conocimiento botánico en al-Ándalus en el siglo XII.

[21] Alberto de Bollstädt (Lauingen, Baviera, 1193/1206 – Colonia, 15 de noviembre de 1280), es mencionado en varias ocasiones sin nombre de obra (fols. 7v.26, 8v.12, 10v.11, 15r.7), y una más refiriéndose a su tratado *En las fiebres* (f. 8r.5), que no he podido cotejar.

[22] El cretense Andrómaco (gr. Ἀνδρόμαχος) El Viejo fue médico de Nerón hacia 54-68 e. c. Fue el primer Arquiatre e inventor del famoso antídoto que lleva su nombre (*Theriaca Andromachi*) y que gozó de gran reputación. Dejó las instrucciones para hacer la mezcla en una elegía de 174 líneas dedicada a Nerón. Citado en f. 8r.23.

[23] Averroes (Córdoba 1126 – Marraquesh 1198). Se le cita por los libros de su *Colliget* (*Kitab al-kulliyyat al-Tibb* ['*Libro de las generalidades de la Medicina*']) (*Coliǵet* f. 3r.16 y *Colijat* f. 12v.26), y sin título de libro en el folio 16r.10.

[24] Por Anazarba, Cilicia, en Asia Menor (ca. 40 – ca. 90), Dioscórides era médico, farmacéutico y botánico, y es el autor de un gran manual de farmacopea que fue capital durante toda la Edad Media y el Renacimiento. Mencionado aquí en el folio 16r.18-20

[25] Abū 'l-Qāsim Khalaf ibn 'Abbās al-Zahrāwī (Medina Azahara, 936/40 – Córdoba, 1009/1013), médico y científico andalusí. Su obra más conocida es el *Kitab al-Tasrif* (*Libro de la práctica médica*), que parece citarse aquí en el folio 16r.13. La obra fue clasificada por el autor en treinta tratados llamados *maqālas*. La *Maqāla* XXIII trata: «sobre los emplastos para todas las enfermedades del cuerpo desde los vértices de la cabeza hasta los pies» (NASHEF 2016: 22).

leno, Galïeno: Galeno de Pérgamo[26] (130 – 200 e. c.); *Ĝerau* (*Gerau*) *de Sola*: Gerardus de Solo (francés, m. ca. 1360); *Ipocrat*: Hipócrates[27] (460 – 377 a. e. c.); *Isaque*: Isaac Israeli ben Salomon[28] (ca. 830 y 850 – 932 y 955); *Ĵuan de Torna Mira*: Johannes de Tornamira (1329 – 1396); *N' Zohar*: Abenzohar[29] (1091 – 1163 e. c.); *Platón*[30]; *Rasis*[31] (865 – 925 e. c.); *Tolomeo*: Claudio Ptolomeo[32] (100 – 170 e. c.).

Son autores clásicos, pero se echa de menos la mención a otros que lo eran ya en ese momento de tratados sobre la peste,

---

[26] Galeno de Pérgamo (Pérgamo 130 – Roma ca. 201-216). Aparecen mencionadas en el texto: *De ayres e tieras* (f. 4r.24-25); *Enlas medeçinas sinples* (*De simplicium medicamentorum facultatibus*) (f. 16r.6-7, 20); *Maymir* (f. 15r.12), libro citado en DI SANTA MARIA (1775: 195): «*Maymir*, o della composizione dei Medicamenti secondo i luoghi» (prob. *De compositione medicamentorum secundum genera*); y sin nombre de obra en los fols. 7v.7 y 13r.10.

[27] Hipócrates (Cos 460 – Larissa, Tesalia 377 a. e. c.). Se le cita solo en una ocasión y sin referenciar la obra concreta (f. 1v.13).

[28] Isaac Israeli ben Solomon (Egipto, entre 830 y 850 – Kairuán, Túnez, entre 932 y 955), conocido como Isaac Israeli el Viejo, es considerado el padre del neoplatonismo judío medieval. Aquí se cita dos veces, una por *Enlas fiebres* (*Liber de febribus* o *Kitab al-Ḥummayat*) (f. 3r.14-15), y otra sin nombre de la obra (f. 3v.1), pero que es el mismo *Liber de febribus*.

[29] Ibn Zuhr, Abenzoar o Avenzohar (Peñaflor, Sevilla 1091 – 1163). Se le cita por el «tercer capítulo de la pestilencia» (f. 2r.1); el *Teçir / Taiçir* (fols. 2v.21 y 13r.1) (*Kitāb al-Taysīr fi-l-mudāwāt wa-al-tadbīr / Libro que facilita el estudio de la terapéutica y la dieta* o *Libro de la simplificación*, conocido como *El Teisir*), escrito en torno a 1146; *En las viandas* (f. 12r.1); y sin nombre de libro en fols. 7r.19 y 16r.4,5.

[30] Platón (Atenas ca. 427 – 347 a. e. c.). No se menciona ninguna obra.

[31] Al-Razi (Abū Bakr Muhammad ibn Zakarīyā al-Rāzī), conocido en latín como Rhazes y Rasis (Rayy, Irán 865 – 925). Se le cita por *Recçir* (f. 12r.1); *En ayres e tieras* (f. 12r.21-22); *Alm[a]nŝur* (*Kitab al-Mansur* o *Liber ad Almansorem*) (f. 16v.1), y sin mencionar el nombre del libro en f. 5v.16,20.

[32] Claudio Ptolomeo (Ptolemaida Hermia, ca. 100 – Canopo, ca. 170 e. c.) fue un astrónomo, astrólogo, químico, geógrafo y matemático griego. Se le cita en una ocasión (f. 4r.18) por su *Centiloquio*.

como Gentile da Foligno (m. 1348) y su *Consilium contra pestilentia*, Tommaso del Garbo (ca. 1305 – 1370), Jaume d'Agramont y su *Regiment de preservació de pestilència* (Lleida, 1348)[33], o el *Regimiento contra la pestilencia* de Alfonso López de Valladolid (de 1435)[34]. Sin embargo, sí menciona a tres autores próximos geográficamente a él, establecidos en las regiones nororientales peninsulares y del sur de Francia: Gérard da Solo, Johannes de Tornamira y Alonso Chirino. A ellos nos referiremos a continuación.

III.2. Gérard da Solo, Johannes de Tornamira y Alonso Chirino

A través de las menciones a estos tres autores en el *Tratado sobre la peste* podemos aproximarnos mejor a la fecha de su composición.

El más antiguo de los tres es Gérard da Solo, originario de Auvernia, quien estudió en Montpellier cuando enseñaba allí Arnau de Vilanova. Fue profesor de la facultad de medicina de Montpellier, aunque no consta que llegara, como su contemporáneo Tornamira, a ser rector. Falleció hacia 1360. En el *Tratado sobre la peste* se le menciona en dos ocasiones (fols. 3r.17-18 y 3v.4), la primera de ellas por su *Libellus de febribus*[35] y la segunda, sin mencionar el nombre de la obra. Este *Libellus* fue traducido al hebreo por Abraham Abigdor (1351 – 1402)[36], y

---

[33] Véase ARRIZABALAGA (1999).

[34] Véase AMASUNO (1988); KATINIS (2010: 56-57).

[35] Véase GUÉNOUN 1999: 465-467.

[36] Sabemos que uno de los grandes traductores al hebreo de las obras médicas montepesulanas fue Abraham ben Mesullam Abigdor (Arles 1351 – 1402), quien además era filósofo y practicó la medicina con León Yosef de Carcasona (1365 – 1418 ca.), él mismo traductor también. Tradujo a Arnau de Vilanova, Gérard de Solo y Bernard Alberti (FERRE CANO 1996: 150). Pero no hay constancia de que Abigdor tradujera también al castellano, y menos en aljamía hebraica. Otro reconocido traductor fue Tobías ben Samuel de Leiria (m. 1388 ca).

tres veces lo fue también su comentario al libro IX del *Liber ad Almansorem* de Rasis[37].

Le sigue Johannes de Tornamira (Pouzols, Albi ca. 1329 – 1396), mencionado en el *Tratado sobre la peste* por *Enla pestilencia* (f. 9v.2), y sin nombre de obra —aunque a ella se refiere también— en fols. 3r.18, 3v.4, 6r.1, 8v.6 y 14v.22.

Un manuscrito aljamiado del חבור בענין הדבר (*Ḥiḅur be'inyán haḏéber*) o *Tratado sobre la peste* se conserva en TRESOAR, the Frisian Historical and Literary Centre, en Leeuwarden, Holanda: «Ms. 19 Hs», forma parte de una colección de manuscritos y está disponible digitalizado en línea en la Biblioteca Nacional de Israel[38]. Recientemente se publicó la edición crítica del mismo[39].

¿Es Juan de Tornamira también el autor de este *Tratado sobre la peste* contenido en el ms. 2726 del JTSA tal como figura catalogada en la web de la biblioteca? Rotundamente no. Los datos que descartan a Tornamira como autor del *Tratado sobre la peste* contenido en el ms. 2726 del JTSA se encuentran en las siguientes citas:

1) «e alguno delos modernos, así como Ĝerau de Sola e maestre Ĵuan de Torna Mira» (f. 3r.17-18).
2) «así como /Ĝerau de Sola e maestre Ĵuan de Torna Mira» (f. 3v.3-4).
3) «E maestre Ĵuan de Torna Mira, porque la dibisión delas señales todas vezes non se puede alcançar, dixo» (f. 6r.1-2).
4) «E dicho maestre Ĵuan de Torna Mira» (f. 8v.6).
5) «El sabio maestre Ĵuan de Torna Mira escrebió ensu tractado *Enla pestilençia*» (f. 9v.2-3).

---

[37] Una por Abraham Abigdor, otra por León Yosef de Carcasona y la tercera por Tobías ben Samuel de Leiria, además de otras obras que tradujo el mismo de Carcasona. Véase GUÉNOUN 2005.

[38] NLI System number 990001814390205171.

[39] Véase ROMEU FERRÉ 2022.

6) «La opinión delas más delos médicos, espeçial maestre Ĵuan de Torna Mira» (f. 14v.21-22).

Resulta anómalo que un autor se cite a sí mismo de forma tan impersonal, como en todas esas citas. Por tanto, Juan de Tornamira no fue el autor y este se emplaza en una época posterior a él, pero anterior a los grandes tratados de la peste del siglo XVI, de los que no se cita ningún autor ni ninguna obra.

Otros datos terminológicos descartan del mismo modo a Tornamira. En este ms. 2726 del JTSA aparece ya el término *pestilençia* (f. 1r.4,11, etcétera) y solo en una ocasión el de *mortandad* («quien lo beĥe enel tiempo dela mortandad reçibe enelio probecho e sana conelio», f. 16r.20-21). En cambio, *pestilençia* es un vocablo infrecuente en la obra de Tornamira, así como en la *Sevillana medicina* de Juan de Aviñón[40], redactada ca. 1374-1381, donde aparece *mortandad*[41]. Los últimos seis capítulos de este último tratado contienen el que podría denominarse *Regimiento contra la mortandad*[42], y constituyen el primer relato loimológico redactado en romance castellano (Amasuno 1996: 131). También el tratado de maestre Stefano de Sevilla, *Regimiento para conservar la salud de los omes* (s. xv), incluye en su octavo capítulo («Capítulo del tienpo de la pestilencia et de los rreparos para ella», fols. 103v-106r) los vocablos *mortalidat* (f. 104v.6) y *mortandat* (f. 105r.3-4)[43].

---

[40] Su nombre antes de convertirse al cristianismo hacia 1352 era Moses ben Samuel, natural de Roquemaure (Francia).

[41] Según AVIÑON (1885: 313): «La definición de la mortandad humanal es muerte non natural, que acaece en la especie humanal de parte del ayre corrupto de dolencia universal semejante».

[42] LXIV De la definición de la mortandad humanal, y de sus causas; LXV Quál es la razón porque daña á unos más que á otros, en un lugar más que en otro; LXVI De las señales de la mortandad; LXVII Para qué aprovecha la arte de la Melezina, pues vino de parte del Cielo; LXVIII Cómo deven ser regidos los sanos en este tiempo de la mortandad; LXIX Del regimiento de los que enferman desta enfermedad (AVIÑÓN 1885: [352]).

[43] Ms. 115 de la Real Academia de la Lengua, consultable en línea (Biblioteca Digital de la Comunidad de Madrid > [Escritos diversos]). Ste-

Por si fuera poco, su sistema expositivo también descarta a Tornamira. El análisis individualizado de las *quaestiones* conforma el nudo gordiano de la filosofía médica en Montpellier. La *quaestio* ('pregunta') fue el método de estudio y enseñanza de la escolástica medieval a partir del siglo XIII y hasta fines del XIV. Instrumento de análisis, método de comunicación científica y procedimiento de cohesión académica entre profesores y alumnos. Uno de los grandes alicientes para el mencionado Abraham Abigdor para dedicarse a traducir a De Solo y Tornamira fue su acomodo a este sistema, muy pródigo en la escuela de medicina de esa ciudad (García Ballester – Feliu 1993: 110).

Pero la estructura del ms. 2726 se organiza en partes, capítulos y *dotrinas*, no en *quaestiones*; o sea, no en preguntas retóricas sino en principios, enseñanzas o instrucciones más o menos elaboradas que apuntan a un resultado más evidente. Algunos datos, además, se relacionan con un cambio de mentalidad. Si durante el siglo XIV la enfermedad puede ser causada, además de por la conjunción de los astros por los pecados cometidos por el sujeto, esa lógica parece haber cambiado: «enestos nuestros tienpos pocos somos los que usamos de medeçina que miremos enesta cavsa çelestrial» (f. 4v.13-14), aunque también reconoce en un par de ocasiones las bondades del «repentimiento delos pecados e sastifaçión delo mal guiado e reçebir en pançençia loque la voluntad de Dios ordenare» (f. 2v.1-3), y que curándose «su fin sea remedio de sus pecados» (f. 11v.15-16), lo que confirma una ubicación cronológica razonable camino del siglo XVI, cuando estas premisas pierden notoriedad. Por ello nos reafirmamos en que este *Tratado sobre la peste* es una obra de mediados del siglo XV, tanto por sus rasgos lingüísticos como por su mención al ejercicio de la medicina en Palencia (f. 15r.13), como por calificar de «modernos» a maestre Johannes de Tornamira y a Gérard da Solo (f. 3r.15 y ss.).

---

fano ejercía como médico en Sevilla en 1381 (v. [Primera etapa] – Géneros y escritores más cultivados [uam.es]).

El tercer autor en discordia, Alonso Chirino (Cuenca 1365 – Medinaceli 1429), fue médico personal del rey Juan II de Castilla. Según Sánchez Granjel y Gracia Guillén (2003: 19), Alonso Chirino ostentó la máxima categoría social alcanzada por un judío. En el *Tratado sobre la peste* se cita su obra *Menor daño de medicina*, que se publicó por primera vez en Toledo (Sucesor de Pedro Hagenbach) en 1505 —para cotejar los fragmentos de la obra he utilizado la edición de Sevilla: Cronberger, 1515—, pero que fue redactado en la primera mitad del s. XV, antes del fallecimiento del autor, aunque se desconoce la fecha exacta[44].

Chirino quería que sus escritos estuvieran a disposición de los médicos en todas las catedrales para servir al uso no ya de los médicos, sino de quienes los necesitaran. Uno de estos manuscritos, que antes de la aparición de la imprenta se copiaban y recopiaban a mano, es el que utilizaría el amanuense del *Tratado sobre la peste*[45]. Quirino habla sobre la peste, cierto, pero ¿a qué epidemia de peste se refiere? Según Navarro (2016: 12): «el doctor Chirino [...] no habla de la Peste Negra de 1348, sino de otra epidemia médicamente similar pero menos mortífera de 1417». Por tanto, si el autor/copista del ms. 2726 del JTSA le cita, significa que le había leído y no es aventurado afirmar que lo hizo después de 1417 y antes de 1505, cuando se publicó la 1ª edición.

Lo que sí parece claro es que el ms. 2726 no es un texto «traducido», sino escrito en castellano de primera mano, aunque el manuscrito evidencia que fue copiado del original, o de una copia anterior. Eso mismo pensó la Profesora Lola Ferre,

---

[44] Lo corrobora el hecho de que existe un manuscrito con la grafía propia de esa época: «Se conservan varios manuscritos del Menor daño de Medicina. Uno forma el ms. núm. 1478 de la Biblioteca Nacional de Madrid, (signatura antigua L-168), de letra de la primera mitad del siglo XV de 97 folios en papel, 185 por 125 mm. de tamaño, 150 por 100 de caja de escritura; encuadernado en piel roja con adornos dorados» (GONZÁLEZ PALENCIA: 57).

[45] Véase GONZÁLEZ PALENCIA y CONTRERAS (1945: 27).

quien vio el original manuscrito en Nueva York —e incluso hizo una transcripción—, y en una conversación informal entre ambas lo comentamos, coincidiendo en esta apreciación. Quién lo escribió, transliteró o copió es una incógnita que ojalá el tiempo se encargue de desvelar.

Aún con estos datos en la mano traté inútilmente de buscar la fuente en los textos que tenía a disposición: los cuatro textos publicados por Sánchez (1993): el *Tratado de la peste* de Velasco de Taranta (publicado traducido al catalán en 1475), el *Regimiento contra la peste* de Fernando Álvarez (escrito hacia 1501), el *Tratado nuevo, no menos util que necessario, en que se declara de que manera se ha de curar el mal de costado pestilencial* de Diego Álvarez Chanca (escrito en 1506), y el *Tratado muy util e muy provechoso contra toda pestilencia e ayre corupto* del Licenciado Fores (de 1507), así como el *Regimiento contra la pestilencia* de Alfonso López de Valladolid (de 1435)[46]. Fui consiguiendo después infinidad de obras digitalizadas en red, pero todas posteriores a la época en que pienso que fue escrito: la *Información y cvración de la peste de Caragoca*, de Juan Tomás Porcell (Zaragoza, 1565), el *Libro en el qual se trata del verdadero conoscimiento de la Peste y sus remedios* de Jaime Ferrrer (de 1600), el *Tratado de peste, donde se contienen las causas, preseruacion, y cura* del doctor Iuan Ximenez Sauariego (Antequera, 1602), y el *Tratado de la peste* de Juan de Viana (Málaga, 1637).

Incluso me tentó la idea de pensar si podría tratarse de una traducción acomodada del catalán, por ejemplo, del *Regiment de preservació de pestilència* (Lleida, 1348) de Jaume d'Agramont[47], o el *Flagell de pestilència* (València, 1530) de Pere Marti. O de obras de judeoconversos, seguramente afines al manuscriba, como la *Sevillana Medicina* de Juan de Aviñón publicado por Nicolás Monardes en 1545.

---

[46] Véase AMASUNO (1988).
[47] Véase ARRIZABALAGA (1999).

Identificar al autor es como buscar una aguja en un pajar. Explorar además región por región rebuscando la autoría es una tarea que excede los límites del presente trabajo, ya que, por ejemplo, solo Grau Montserrat (1982/83: 105) menciona más de veinte médicos judíos en el norte de Cataluña. Con todo, si atendemos a la organización de la obra, vemos como es ciertamente más elaborada que las obras del siglo anterior, entre ellas la del propio Tornamira. Poco a poco me convencí de que era mejor dar a conocer el texto, ya que estudiosos más avezados y usados en la lectura de este tipo de obras médicas podrán desvelar con mayor seguridad al autor.

III.3. Indagando sobre la peste en Palencia

Un dato igualmente relevante encontramos en el texto del MS. 2726. Se trata de una frase, redactada en primera persona: «io enmi tienpo e visto buenas esperençias dél, porque io lo fize en perfecçión enla çibdad de Palençia por mano de un buen espeçiero» (f. 15r.12-14). Por Fuente Pérez (1988: 420) sabemos que la peste se prodigó en Palencia en un mínimo de seis ocasiones a lo largo del siglo XV, y en alguna de ellas intervino el autor («io»).

Una importante epidemia se desencadenó en 1380: «Aunque este brote no parece que haya afectado a la ciudad de Sevilla, sin embargo revistió cierta gravedad en otras regiones, no sólo de la corona de Castilla, sino también en diversos puntos de Cataluña, Valencia y Aragón, así como en Portugal» (Amasuno 1996: 85). Comenzó el 23 de diciembre de 1379 y finalizó el 22 de septiembre de 1380. En el mismo mes de septiembre hace acto de presencia en Soria, donde se encuentra Juan I de Castilla (1358 – 1390) (hijo de Enrique II y Juana Manuel[48]). En Navarra se siguieron brotes en 1381, 1382 y 1383. Una segunda epidemia recorre Europa en 1383-1384.

---

[48] Enrique II de Trastámara fue quien solicitó y auspició un tratado sobre la peste a Juan de Tornamira (ROMEU FERRÉ 2022: 20-24).

Mackay (1972: 56) señala el azote de la peste en el reino de Castilla durante el siglo XV en los siguientes años: 1412-1414 (en todo el reino), 1434-1438 (oleada también general), 1442-1443 (en Andalucía y algunos lugares de la Meseta Norte, como Sahagún y Carrión), 1457 (Valladolid), y 1465-1473 (en todo el Reino). Lo mismo Fuente (1988: 420 y ss.) menciona que la peste acechó en Palencia un mínimo de seis veces a lo largo del siglo XV, y posiblemente más.

Las breves noticias de la presencia de la peste en la ciudad no son tan explícitas como para informar acerca de la naturaleza de la enfermedad; simplemente, hablan de «pestilencia». La peste suele desencadenarse durante los meses de verano; de la de 1422 se tienen noticias en septiembre de ese año, y posiblemente se hubiera venido desarrollando a lo largo del verano precedente[49]. La de 1429, también en verano, pues los canónigos solicitan abandonar la ciudad en el mes de agosto. De la de 1466 no se señala mes exacto, pero sí dicen las fuentes que se produjo avanzado el año, ya que posiblemente permaneciera en ella en verano u otoño. La de 1490 se produce avanzada la primavera.

La noticia más explícita sobre una peste en la ciudad la ofrece la *Silva Palentina* de Alonso Fernández de Madrid (1474-1559), arcediano de Alcor, para el año de 1466. Según él, ese año hubo en la ciudad tan gran «pestilencia» que llegaron a morir hasta 100 personas algunos días, y en una misma sepultura se ponían hasta 10 o 12 cuerpos, «y la mayor lástima era ser en tiempo de entredicho, que ni se tañían campanas por los difuntos, ni se decían misas, ni exequias, y muy pocos se enterraban en sagrado»[50]. Paralelamente, la *Silva* nos habla de

---

[49] De la crisis epidémica de 1422, que se extendió rápidamente por las dos Castillas y Extremadura habla en sendas cartas el Arcediano de Niebla al prior de Guadalupe, Gonzalo de Ocaña: «yo fui enfermo de una tan grave fiebre, que ove de estar en una aldea que llaman Espinosa, que es a una legua de Arévalo, diez días, más muerto que vivo» (AMASUNO 1990: 123-124).

[50] FERNÁNDEZ DE MADRID (1944: 312).

numerosas señales (*eclipses*, *llamas*, *lluvias…*) que también nuestro autor considera como presagios funestos.

Y el siglo siguiente sería aún peor. El siglo XVI estuvo lleno de epidemias provocadas por las pestes u otras enfermedades infecciosas, lo que produjo que las Puertas de la Muralla en 1527, 1528, 1564 o 1568 estuvieran más tiempo cerradas y guardadas que abiertas. El propio rey Carlos I estuvo residiendo en Palencia tres meses a causa del brote de peste que había en Valladolid (*Diario Palentino*, lunes 4 de enero de 2021).

Sin embargo, sigue siendo un enigma dilucidar a cuál de los brotes se refiere el autor o manuscriba del *Tratado*, aunque es evidente que conocía de primera mano la región palentina.

IV. GRAFÍA DEL *TRATADO SOBRE LA PESTE*

Para representar con el alfabeto hebreo el sistema fonético de la lengua castellana hubieron de resolverse una serie de dificultades que variaron en las distintas etapas en que se utilizó la aljamía[51]. Empleando tildes[52], signos diacríticos o combinaciones de letras —que varían de una época a otra— se suplen fonemas castellanos y de otras lenguas que no tienen cabida en el sistema alfabético hebreo, y que resultan de una interpretación de los grafemas[53].

Para elaborar este estudio han sido indispensables las clásicas obras de —por orden alfabético—: Alonso (1976), Alvar – Pottier (1993), García de Diego (1951), Lapesa (1986), Menéndez Pidal (1999), y Zamora (1989), entre otras. Utilizamos,

---

[51] Evolución estudiada ampliamente por BUNIS (1974).

[52] En la ortografía del hebreo el *rafé* (רפה) es un diacrítico que consiste en una barra normalmente horizontal sobre una letra, para indicar una pronunciación diferente. En los textos aljamiados judeoespañoles han sido imprescindibles.

[53] Ya ALVAR, en su capítulo «Interpretación de un texto oscense en aljamía hebrea» (vol. I, 1987: 231-248), advertía de la dificultad de transcribir acertadamente desde la aljamía.

entre otros, los siguientes diccionarios: *Diccionario de autoridades* (1726-1739), *Diccionario crítico etimológico de la lengua castellana* de Corominas (1954-1957), *Diccionario Etimológico Español e Hispánico* de García de Diego (1954), *Diccionario del uso del español* de Moliner (1962), *Diccionario crítico etimológico castellano e hispánico* de Corominas – Pascual (1980-1991), y el *Tesoro de la lengua castellana o española* de Cobarruvias (1979). Consultamos también diccionarios especializados, como el *Diccionario de voces aragonesas* de Borao, el *Dictionnaire du judéo-espagnol* de Nehama (1977), el *Diccionari català-valencià-balear* de A. M. Alcover i F. de B. Moll (2001-2002), el *Diccionari de la llengua catalana* de l'Institut d'Estudis Catalans, así como los imprescindibles Dioscórides (Font Quer 1982), Herrera (1996) y Vázquez de Benito – Herrera (1989), el *Diccionario de términos médicos* (2012) de la Real Academia Nacional de Medicina y el *Corpus diacrónico del español* (CORDE) de la RAE. De suma utilidad son las informaciones que proporcionan los autores médicos o farmacéuticos en glosarios o diccionarios, antiguos y modernos.

Es importante conocer las reglas de lectura de un texto aljamiado, por lo que se hace imprescindible un análisis previo de las características gráficas para determinar cómo debe interpretarse, aunque siempre quedará el interrogante de si la pronunciación de los judíos era igual a la de sus coetáneos cristianos.

Analizaremos por separado: 1) Segmentación léxica; 2) vocalismo; 3) consonantismo; y 4) abreviaturas.

IV.1. Segmentación léxica

La segmentación léxica refleja, en general, la correspondiente castellana de los siglos del medievo. Sin embargo, y sin un criterio específico que pudiera explicarlas en su conjunto:

— A veces se aglutinan varias palabras: *e-l_arope_que* (אילארופיקי) (f. 14r.6).

— Asimismo, algunas se encuentran separadas: *de-idad* (די אידאד) (f. 11v.16), *es-to* (טו איש) (f. 3r.19), *re-tamo* (רי טאמו) (f. 9v.18).

— La partición a final de línea, no habitual en el manuscrito, sigue siempre la usual castellana. Así, tenemos: *per-/dimiento* (f. 11r.25-26).

IV.2. Vocalismo

La representación ortográfica de las vocales requeridas para la lectura de un texto de base castellana se hace mediante las consonantes vocálicas hebreas *álef* (א) o *he* (ה) para /a/, *vav* (ו) para /o/ o /u/, y *yod* (י) para /e/ o /i/. Estas son las llamadas *matres lectionis*. En los textos aljamiados más antiguos se tendía a no abusar de ellas, pero su uso se estabilizó con el tiempo a la búsqueda de una norma gráfica y en los textos aljamiados más modernos son imprescindibles. Con todo, escapa a un análisis lingüístico y presenta la misma inseguridad de transcripción la vocalización en los textos aljamiados no puntuados, como el del *Tratado sobre la peste*. Además, dado que no podemos ubicar con nitidez la procedencia del autor, es imposible acertar con el valor fonetico exacto de los signos, sino solo aproximadamente.

Analizaremos por separado: 1) Vocales simples; 2) diptongos; 3) hiatos; y 4) consideraciones sobre las letras *vav* y *yod*. Aprovecharemos para explicar en cada caso los rasgos fonéticos relevantes en este ámbito.

IV.2.1. Vocales simples

1) /a/ se representa mayoritariamente por *álef* (א). Sin embargo, es frecuente su ausencia, como la del resto de vocales, un hecho bastante común en los textos aljamiados: *alm[á]stiga* (f. 9r.10), *p[a]labras* (f. 16r.22). En posición final tras consonante se representa tanto mediante *he* (ה): *dotrina* (דוטרינה) (f. 1r.7), *boca* (בוקה) (f. 11r.23), como con *álef*: *çiençia* (סיאינסיא)

(f. 1r.13), *glosa* (גלושא) (f. 4r.25), y es habitual encontrar palabras que admiten ambas variantes: *landra* escrito לאנדרא (f.
14r.18) y לאנדרה (f. 15v.2). Sin embargo, cuando precede consonante palatal se prefiere la forma con *álef* final (יא, יא): *della*
(דילייא) (f. 1r.18) o *delia* (דיליא) (f. 3v.15), *sopillas* (שופילייאש)
(f. 8v.11) o *sopilias* (שופיליאש) (f. 12v.8), *mançanilia*
(מאנסאניליא) (f. 15r.20), y hay algunos casos en que se combi-
nan *álef* + *he* final: *estronomía* (אישטרונומיאה) (f. 3v.2), *malin-
conía* (מאלינקוניאה) (f. 7v.15).

La preposición *a* se representa por *álef* + *he* (אה) (f. 2r.6)
Aunque corrientemente se aglutina a la partícula siguiente (*ala*,
aestas) (fols. 3v.11, 6r.6). También la encontramos escrita por
separado (אה = *a*), forma con la que se escribe en ocasiones la
3ª per. del sing. del presente del verbo *haber* 'ha', como en *a
neçesario* (f. 1r.11) 'son necesarias' o *que a de tener* (f. 2v.24)
'que ha de tener'.

Álef da también soporte a *vav* y *yod* en sílaba tanto inicial
como medial iniciada por las vocales *o/u* e *e/i*, resultando *o* o *u*
(או) e *e* o *i* (אי) castellanas, lo que resulta particularmente com-
plejo a la hora de determinar la vocalización. También da soporte a *yod* para la lectura de *e* (conjunción copulativa). Esto es
en gran medida resultado de la patente sujeción de la aljamía a
la norma ortográfica hebraica, que no admite ninguna palabra
iniciada por vocal.

2) /e/ se representa por *yod* (י) tras consonante: *terçero*
(טירסירו) (f. 2r.1). En posición inicial se utiliza el apoyo de *álef*:
estando (אישטאנדו) (f. 2r.6). Encontramos el apoyo de *álef* en
posición medial en todas las variantes de *desechar* (fols. 9r.1,
10v.2, 10v.8, 11v.9, 13r.2), escrito דישאיג׳אר, y no דישיג׳אר,
donde puede entenderse que la *aléf* (א) es apoyo de *yod* (י) para
leer *e*. Algunas veces se elide la representación gráfica de /e/
mediante *yod*: *rem[e]diar* (f. 6r.24).

3) /i/ se representa por *yod* (י) tras consonante: *súpita*
(שופיטה) (f. 2r.15). En posición inicial se utiliza el apoyo de
álef: *inpresionada* (אינפרייסיונאדה) (f. 1r.5). En ocasiones se eli-

de la representación gráfica de /i/ mediante *yod*: *multipl[i]cación* (f. 5r.25).

4) /o/ se representa por *vav* (ו) tras consonante: *los* (לוש) (f. 1r.2). Inicial de palabra lleva el apoyo de *álef*: *orina* (אורינה) (f. 11r.18). Existen ocurrencias en que se elide su representación gráfica: *b[o]degas* (f. 5r.14).

5) /u/ se representa por *vav* (ו) tras consonante: *çumo* (סומו) (f. 8r.18), pero nunca inicial de palabra, donde recibe el apoyo de *álef*: *umanos* (אומאנוש) (f. 1r.2). También esta letra se elide, aunque los casos son solo tres: *rebol[u]çión* (f. 4r.4), *ac[u]áticos* (f. 4v.10) y *c[u]arta* (f. 9r.10).

La escritura defectiva era corriente en los textos antiguos, tanto aljamiados como hebreos y árabes, e incluso en algunas glosas romances (Minervini 1992, II: 20-22).

Así pues, las vocales simples se pueden escribir con o sin apoyo de *álef*, independientemente de la posición que ocupen, y un mismo término puede admitir variantes. En ocasiones son defectivas.

IV.2.2. Diptongos y triptongos

En los conjuntos de dos vocales que se pronuncian en una misma sílaba, tenemos las siguientes combinaciones:

1) Vocal + /i/[54]:

    1) *ai* = איי, אי, אאי: *ayre* (איירי) (f. 1r.8), *de caimiento* (די קאימייטו) (f. 12r.11), *decaïmiento* (דיקאאימייטו) (fols. 12r.5, 12v.13).

    2) *ei* = יי, יאי: *azeite* (אזייטי) (f. 11r.15), *reï* (ריאי) (f. 15r.20).

    3) *ui* = ואי (final ווי): *influido* (אינפי׳לואידו) (f. 1r.18), *muy* (מוי) (f. 2r.21).

Ante la eventualidad de que en *decaïmiento* o *reï* se indicara hiato, he marcado estas incidencias.

---

[54] No ocurre en ningún caso *oi* = ואי, אוי (final ווי).

2) /i/ + vocal:

1) *ia* = יא, ייא (final יא, ייא): *celestrial* (סיליששטריאל) (f. 5r.21), *espeçyales* (אישפיסייאליש) (f. 2r.25), *materia* (מאטיריא) (f. 1v.25), *pestilençya* (פישטילינסייא) (f. 1r.4) y *pestilençia* (פישטילינסיא) (f. 1r.12).

2) *ie* = יי, יאי: *vinieron* (וינייררון) (f. 5r.20), *çiençia* (סיאינסיא) (f. 1r.13). Ante la eventualidad de que en el último caso se indicara la existencia de hiato, he marcado estas incidencias.

3) *io*[55] = יו, יאו: *remedio* (רימידיו) (f. 11v.14), *violas* (ויאולאש) (f. 6r.13).

3) Vocal + /u/: *au* = או: *laurel* (f. 6r.16,27), *caudas* (קאודאש) (f. 4v.16), *Ĝerau* (ג׳יראו) (f. 3r.17)[56]. Hay algunos casos de grafía או = *au* que se entienden como *vav* consonántica: *cavsa* (קאושה) (f. 1r.4), ya que se da también *cabsa* (קאבשה) (fols. 2r.7, 5v.12).

4) /u/ + vocal:

1) *ua* = וא: *cual* (קואל) (f. 1r.4).

2) *ue* = ואי: *muerte* (מואירטי) (f. 2r.15), *conpuesto* (f. 9v.)[57].

3) *ui* = ואי: *fuir* (פ׳ואיר) (f. 5v.21).

4) *uo* = ואו *suor* (שואור) (f. 11r.22).

Salvo en las combinaciones en las que interviene la letra /u/, que no varían, las restantes admiten varias grafías para un mismo diptongo con independencia de su posición en la palabra. Solo existe un triptongo en *buei* (בואיי) (f. 8r.18).

---

[55] No ocurre *io* = ייו.

[56] Entendemos que *Ĝerau* escrito גיראאו (*Guerau* o *Gerau*) en f. 3v.4, puede tratarse de un error por vacilación en adopción de la grafía correcta.

[57] La articulación reforzada del diptongo /we/ se observa tanto en posición inicial (*güebo* f. 15v.7) / *uebos* f. 5r.10) como en posición intervocálica (*çigüenias* f. 5r.9).

IV.2.3. Hiatos

Para reflejar la secuencia de dos vocales que no se pronuncian dentro de una misma sílaba, tenemos las siguientes posibilidades y combinaciones:

1) Dos vocales iguales precisan el apoyo de *álef*: *seer* (שיאיר) (f. 1r.4), *loo* (לואו) (f. 15r.8).

2) Dos vocales abiertas distintas:

1) *oa* = וא (final ואה): *loados* (לואדוש) (f. 10r.8), *loa* (לואה) (f. 9v.3).

2) *eo*[58] = יאו (también final): *peor* (פיאור) (f. 15v.14), *Tolomeo* (טולומיאו) (f. 4r.18).

3) *ao*[59] = או: *enfiuzaos* (אינפ׳יאוזאוש) (f. 16r.3).

5) *ea* = יא (final יאה): *sean* (שיאן) (f. 6r.6), *sea* (שיאה) (f. 2r.4).

6) *oe* = ואי: *ligna loe* (ליגנא לואי) (f. 6r.19).

7) *ae* = אי: *maestre* (מאישטרי) (f. 3v.4). No ocurre en posición inicial para saber si lleva o no apoyo de *álef*.

3) Vocal abierta átona + vocal cerrada tónica o viceversa[60]:

1) *aí* = אי, אאי: *raízes* (ראיזיש) (f. 12r.13), *aína* (אאינה) (f. 5v.18).

2) *ía*[61] = יאה: *alegría* (אליגריאה) (f. 7v.18).

3) *ío* = יאו: *frío* (f. 4v.24)[62].

4) *aú* = אאו: *aún* (אאון) (f. 6r.24)[63].

Así pues, para los hiatos, se utilizan las vocales simples como tales, que precisan en algunos casos el soporte de *álef*.

---

[58] No ocurre *eo* = יי, ni en posición medial ni final.

[59] No ocurre *ao* = אאו.

[60] No ocurren nunca *eí* = יאי e *ie* = יאי.

[61] No ocurre nunca *ía* = אי.

[62] Cuando exite hiato en esta combinación siempre se escribe יאו. Ocurrencias en *judío* (f. 3r.15), *frío* (fols. 2r.20,21, 3r.10, 4v.24), *som[b]río* (f. 5v.21) y *río* (f. 7r.20).

[63] Sistemáticamente escrito así en fols. 6r.24, 7r.16,21, 8v.12, 11v.18, 15r.6.

IV.2.4. Consideraciones sobre las letras *vav* y *yod*

Así como la letra *vav* (ו) —que analizaremos después— puede representar consonante labial además de ciertas vocales, también la letra *yod* (י) puede representar, además de las vocales /e/ e /i/, consonante palatal. Esta *yod* consonántica se representa normalmente mediante *yod* doble en posición inicial: *ya* (ייא) (f. 2r.20) e intervocálica: *aya* (אייא) (f. 1r.20), pero también con *yod* simple: *aiuda* (איודה) (f. 12r.13).

IV.3. Consonantismo

Gran parte de las consonantes del alefato hebreo no presentan problemas al transcribir con sus equivalentes latinas pues las diferencias de uso y articulación no suponen problema fonológico. Otras se utilizan sólo esporádicamente, ya que son preceptivas en palabras o nombres hebreos, que aparecen escritos con su grafía normativa en hebreo, como es habitual en los textos aljamiados.

IV.3.1. Aspiradas

Las letras *'áyin* (ע), *ḥet* (ח), *álef* (א) y *he* (ה) representan gráficamente el sistema de las guturales hebreas. Las dos primeras no se utilizan en el texto del *Tratado*, pero sí en el colofón, escrito en hebreo, y tampoco en nombres escritos con su grafía normativa en hebreo o árabe, ni en palabras castellanas de étimo árabe (por ejemplo, *alholba* se escribe con *he* (אלהולבא) y no con *ḥet alholba* (אלחולבא).

La letra *he*, además de representar la vocal /a/, como *álef*, en posición final, la encontramos en el texto en posición inicial o medial en el lugar donde encontraríamos /h/ castellana. Esto ocurre no solo en palabras de origen árabe como *arayhán* escrito אראייהאן (fols. 6r.11,14, 9r.6), *azahar* escrito אזאהאר (f. 9v.1) y אזאהר (f. 9r.22), y en el nombre propio *N' Zohar* (fols. 2r.1, 2v.21, 7r.19, 12r.1, 12v.26, 16r.4,5), sino también en palabras españolas como *hinchendo* escrito הינג׳ינדו (f. 6v.9), *hechimien-*

to escrito היג׳ימיינטו (f. 10v.7), e *hígado* escrito היגאדו (fols. 12r.16, 14v.2). La *h-* inicial solo alterna con las formas antiguas con *f-* en *hígado / fígado*, con *pe* (פ) con tilde, la forma usual en el texto (fols. 7r.5, 12r.16, 14v.2).

IV.3.2. Oclusivas

Las consonantes oclusivas labiales, dentales y velares tienen las siguientes correspondencias: *bet* (ב) representa /b/; *pe* (פ) representa /p/; *guímal* (ג) representa /g/; *tet* (ט) /ṭ / representa /t/; *dálet* (ד) representa /d/; y *cof* (ק) /q/ representa /k/[64].

La *kaf* tiene en hebreo una doble realización: como explosiva כ /k/ y como fricativa כ /ḵ/, y en un texto hebreo *'im necudot* (hb. 'con puntos') se distinguen porque la primera tiene la adición de un punto diacrítico (*daguéš lene*) en el interior de la letra. La primera se articula como la oclusiva castellana /k/ y la segunda como la velar sorda castellana /x/ con cierto grado de aspiración.

En el texto del *Tratado* la *kaf* (כ) aparece solo en las palabras *kanfora* (כאנפ׳ורה) y *açukar* (אסוכאר)[65], además de en el texto hebreo siguiendo al colofón. Prevalece el uso de la letra *cof* (ק) /q/. Hay que señalar la conservación del grupo consonántico /kt/ en *tractado* (f. 1r.1 y ss.)

En los textos aljamiados, normalmente la *tav* (ת) se reserva para la representación de la *tav* hebrea, siendo mayoritario el uso de la *tet* (ט) en los demás casos[66]. Sin embargo, en el *Tratado* hay ocurrencias esporádicas de palabras escritas con *tav*.

---

[64] /ṭ / y /q/ son fonemas enfáticos, confundibles en el hebreo post-bíblico con sus correspondientes no enfáticas *tav* (ת) /t/ y *kaf* (כ) /k/.

[65] Ocurrencias en los fols. 8v.22, 9r.11,20, 9v.20, 13v.8, 14v.12 (*kanfora*); fols. 8v.24, 9v.21, 13r.15,19, 13v.24, 14r.6 (*açukar*). *Kanfora* presenta las variantes *camfora* (קאמפ׳ורה) (f. 6r.18) y *canfora* (קאנפ׳ורה) (f. 9r.11).

[66] En los textos hebreos es habitual escribir con *tet* (ט) palabras extranjeras para identificarlas fácilmente.

Esto se produce en *calidat*, *verdat* y *dibersidat*[67], además de en *Teçir / Taiçir* (fols. 2v.21, 13r.1). Sin embargo, otras palabras terminadas en /t/ *como Ipocrat* (f. 1v.13), *metridat* (fols. 8r.20, 14v.11) y *çitronat* (f. 9r.25) se utiliza la letra *tet*. Mención especial merece *Coliĝet / Colijat* (f. 3r.17, 12v.26), en un caso escrito con *tet* y otro con *tav*. Un caso más de fluctuación, aunque las pocas ocurrencias hacen que no sea relevante en el texto el uso de la *tav*, ni tan solo como evidencia de la relajación de la /d/ final, aunque este es un hecho que se produce en otros textos como los *Proverbios morales*, las *Coplas de Yosef*, además de en los textos editados por Minervini[68].

Las letras *bet* (ב), *pe* (פ) y *guímal* (ג) se tratan en el epígrafe IV.3.4.

IV.3.3. Sibilantes

Las consonantes sibilantes que aparecen en el texto son cuatro: *šin* (ש), *sámej* (ס), *zayin* (ז) y *ŝade* (צ). Esta última aparece sólo en tecnicismos: *tamariŝ* y *ŝafena*[69], y en dos nombres propios: *Almanŝur* y *Aben Roéŝ*[70] y se transcribe siempre por *ŝ*. *Almanŝur* es de única ocurrencia, pero *Roéŝ* aparece en dos ocasiones escrito con *záyin* (*Roez*[71]).

La letra *šin* (ש) puede tener dos realizaciones, que se distinguen en un texto hebreo puntuado mediante la adición de un punto a la derecha שׁ (prepalatal fricativa sorda) (*šin*) o a la izquierda שׂ (fricativa) (*sin*) de la letra. En un texto sin puntos, el lector que está familiarizado con los términos sabe a qué atenerse cuando los lee. En el *Tratado* la *šin* ocurre mayoritariamente como *sin*, ya que representa mayoritariamente la /s/

---

[67] Ocurrencias en fols. 2v.8, 3r.3, 3v.18, 4v.7 (*calidat*); f. 3v.12 (*verdat*); f. 2v.8 (*dibersidat*).

[68] Véase DÍAZ-MAS – MOTA (1998), GIRÓN-NEGRÓN – MINERVINI (2006), y MINERVINI (1992, II).

[69] Ocurrencias en fols. 6r.14,21 (*tamariŝ*); f. 14v.5 (*ŝafena*).

[70] Ocurrencias en fols. 16v.1 (*Almanŝur*); f. 3r.16 (*Aben Roéŝ*).

[71] Ocurrencias en fols. 12v.26, 16r.10.

sorda castellana, aunque también representa la prepalatal fricativa sorda /š/, que analizaremos en el epígrafe siguiente.

También aparece la letra *sámej* (ס), mayoritariamente en palabras procedentes de sibilante africada sorda *ç*, por lo que es factible ligar su ocurrencia con una posible sistemática distinción etimológica entre la *s* procedente de sibilante africada sorda *ç* (opuesta a la sonora *z*), que se representaría mediante esa *sámej*, y la procedente de fricativa sorda *ss* (opuesta a la sonora *s*), representada mediante la *šin* (*sin*).

Así encontramos, por ejemplo, *caça, açelgas, Abiçena, poçonia, açukar*[72] o *çumo*, escritos siempre con *sámej* —también en posición medial en contorno consonántico: *meçcladas* (f. 3r.8), *adoleçcan* (f. 8v.13), *conoçcamos* (f. 4v.26)[73]—, pero anomalías en vocablos en los que el amanuense parece dudar: *neseçarias* (f. 1r.11) y *neseçidad* (f. 13r.10), alternando, en el primer caso en la misma línea, con *neçeçarias* (f. 1r.11)[74], y *neçesidad* (f. 7v.12); o *ençienço* (f. 13r.23) con *ençienso* (f. 9r.19) e *ençenso* (f. 13v.25). En otros casos no se constatan variantes por tratarse de palabras de ocurrencia única, como *corçoç* (f. 6v.13). De modo que aunque sí se prueba una tendencia acusada a usar *sámej* para representar la *s* procedente de sibilante africada sorda *ç*, en puntuales ocasiones también *šin* representa sibilante sorda.

La distinción entre sordez y sonoridad está determinada por el empleo de *zayin* (ז) /z/: *fazen* (פ׳אזין) (f. 1r.23), *azederas* (אזידיראש) (f. 7r.4), *dezir* (f. 1v.14). Solo en dos casos se refleja en el texto la sonora /z/ mediante *zayin* ante consonante sonora (*lagartiznas, jazmines*), ya que normalmente encontramos *šin* (*mesmo*). Lo propio sucede tras consonante sonora (*cavsa-*

---

[72] Pero en las seis ocurrencias de *açukar* (fols. 8v.23, 9v.21, 13r.15,19, 13v.24, 14r.6), la palabra está escrita siempre sin *álef* (א) tras *kaf* (כ) (אסוכר).

[73] Abundantes ejemplos tenemos en el *Libro Verde de Aragón* (*biçconde, byçco, Açcona*).

[74] En los *Proverbios morales* encontramos una forma similar: *enloçaneçió* (DÍAZ-MAS – MOTA, 1998).

cavsar), salvo en el caso de *venzindad* (f. 5r.20), quizá por confusión con *vezino-vezindad*. En posición final, la *z* que etimológicamente correspondía a *ç* (*paç, veç, jueç*) era sorda, aunque en la flexión fuera sonora: *pazes, vezes, juezes*. En el texto del *Tratado*, sin embargo, no rige esta norma, sino que en todos los casos, en posición final y medial, se conserva la sonora: *vez* (f. 2v.24) / *ƀez* (f. 8v.7) / *vezes* (f. 2v.24), *raíz* / *raízes* (fols. 14r.14, 12r.13).

De todo ello parece resultar en el texto del *Tratado sobre la peste*: 1) Que *zayin* representa siempre consonante sonora; y 2) Que existe una oposición fonológica sordez (*sámej-šin*) / sonoridad (*zayin*).

IV.3.4. Uso de diacríticos: Fricativas y africadas

Es habitual en la aljamía el uso de diacríticos *sobre* o *al lado* de algunas letras hebreas para representar fonemas que no tienen cabida en el sistema gráfico castellano. Así, sobre ב /b/, ד /d/, פ /p/, ג /g/ y שׁ /s/ se inserta un signo diacrítico o tilde para representar las consonantes fricativas /ƀ/, /đ/ y /f/, las africadas /ĉ/ y /ŷ/, y las fricativas /ž/ y /š/.

Las únicas tildes que se utilizan con tendencia a ser sistemáticas en el texto del *Tratado* ocurren sobre *bet, guímal, pe* y *šin*, pero su uso no es sistemático, suelen faltar a menudo y se prestan a confusiones por hallarse desplazadas de su lugar. No es raro ni infrecuente, tanto en los textos medievales como en los del siglo XVI.

Se emplea *bet* /b/ con tilde (׳ב) para representar /ƀ/ o /v/ fricativas, pero también se representan por *vav* (ו), aunque su uso es indiscriminado, pues si bien es cierto que encontramos /b/ oclusiva en téminos o grupos consonánticos en su lugar preceptivo, en otros la fluctuación es la norma imperante. Esta confusión, tanto como la omisión involuntaria del diacrítico, son igualmente habituales en los textos aljamiados medievales y hasta el siglo XVI.

Aun teniendo en cuenta la fluctuación y la confusión, hay grupos de palabras que ofrecen una clara distinción entre *b* y *v*. Por ejemplo, *obrar* y sus derivados (*obra, obrador*), se escriben siempre con *bet* (ב) sin tilde, como *aprobechar / probecho, caber / cabeça, escrebir / descrebir, libro / libra / delibrar, saber / sabio, sabor, subir, unibersal / unibersidad, carbúnculos*[75]; las terminadas en *able / ible / oble* (*conbenible, posible, comunicable, roble, noble*)[76]; las de los grupos *bt* (*abténticos, abtorizado/da, corubto, escribtos, reçebtor, reçebta, sujebto, sújebte*), *dib* (*dibina, dibisión, endibia*)[77], y *nb* (*inbierno, menbrilios, onbre*)[78]; *sobre, reçebir*, además de palabras sueltas o con pocas ocurrencias, y sus derivados[79]. En esos casos, se han adaptado a la previsible norma las escasas excepciones.

---

[75] Como excepción escrito con *bet* con tilde (בׁ), que corregimos aceptando el lapsus en: *aprobech–* por *aprobech–* (fols. 13r.3, 15r.15, 16r.2), *probaron* por *probaron* (f. 9v.5), *escrebió* por *escrebió* (fols. 9v.2 y 13r.1), *sabio* por *sabio* (f. 9v.2), *carbúnculo* por *carbúnculo* (f. 15v.15), y *unibersal* por *unibersal* (fols. 5v.9, 12v.25,14v.2).

[76] Como excepción escrito con *bet* con tilde (בׁ), que corregimos aceptando el error en: *conbenible* por *conbenible* (f. 8v.8).

[77] Como excepción escrito con *bet* con tilde (בׁ), que corregimos aceptando el lapsus en: *indibido* por *indibido* (f. 11v.17).

[78] Como excepción escrito con *bet* con tilde (בׁ), que corregimos aceptando el error en: *conben–* por *conben–* (fols. 5r.17,21, 5v.25, 9v.7, 11v.17, 12r.17, 13v.13, 14r.26), además de *costunbre* por *costunbre* (f. 8v.5).

[79] Como *aberdádalo* (f. 5v.20), *abitar* (f. 1v.15) —solo en f. 1v.15 se escribe *bet* con tilde (בׁ): *abitan* por *abitan*—, *ablandando* (f. 13r.7), *aborecen* (f. 12v.1), *abrir / abiertos* (fols. 4r.23, 8v.15) —solo en f. 4r.23 se escribe *bet* con tilde (בׁ): *abriendo* por *abriendo*—, *acabar* (f. 12r.8), *açibar* (f. 8r.15), *alhabaca* (f. 6r.17), *ariba* (f. 5v.1), *atribuyesen* (f. 2r.19), *bibir* (f. 5r.7), *cabalios* (f. 2v.25), *cabo* (f. 2v.19), *cabritos* (f. 6v.14), *calabaçate* (f. 9r.25), *çibera* (f. 7r.18), *clabellina* (f. 10r.5), *cobrar* (f. 2v.11), *cubierto* (f. 14r.17), *debilitaçión* (f. 13v.18), *dibersas / dibersidat* (fols. 14r.13, 2v.8), *enebro* (f. 6r.12), *escabiosa* (f. 14v.14), *fiebres* (f. 3r.20), *ĝenĝibre* (f. 10r.5), *liebres* (f. 4v.14), *lubia* (f. 4v.22), *mobimiento* (f. 1v.3), *palabra* (f. 16r.15), *pública* (f. 8r.13), *quebrenta* (f. 12r.7), *reboluçión* (f. 4v.4), *ribar*

Hay otras que están escritas tanto con *bet* con tilde ('ב) como sin tilde (ב), aunque en algunas predominan con tilde, como en el verbo *aƀer*[80], en las del grupo *rƀ* (*árƀoles, berƀo, carƀúnculo, çierƀo, conserƀa, ferƀido, garƀanços, turƀio, ierƀas*)[81]; y en otras sin tilde, como *Abiçena, deber, ochaba / ochabo / octaba, probinçia*[82]; otras, en fin, tienen las ocurrencias equilibradas, como *cuebas / cueƀas, estobiere / estoƀiere, muebe / mueƀe, nuebe / nueƀe, nueba / nueƀa*.

Un grupo más se escribe sistemáticamente con *bet* con tilde ('ב), como *aƀes, beƀer, leƀar, noƀena, pasiƀa, saƀina* y las que incluyen el grupo *lƀ* (*salƀo, polƀos, resolƀer, bolƀer*)[83], salvo *Alberto*[84]. Además, hay mucha terminología de ocurrencia única: *çitoƀal, culeƀras, leƀadura, leƀantarse, letuƀario*.

Otras alternan *bet* con tilde ('ב) y *vav* (ו): *polvo / polƀo*.

(f. 12r.8), *ribero* (f. 2v.23), *robre* (f. 9v.18), *rubio* (f. 9v.16), *sobaco* (f. 10v.3), *sobra* (f. 7r.13), formas de pasado de *tener* (*tubo* f. 10v.2 —solo en una ocasión se escribe con *bet* con tilde ('ב) *tuƀo* por *tubo* (f. 10v.7)—, *tibio* (f. 13v.4), y *trabajar* (f. 7v.6)

[80] Como excepción escrito con *bet* sin tilde (ב) en las formas *abemos, abrá, abía/n, abido, abiendo, abrá, obiere/n* en fols. 1r.3, 4v.5, 5v.21, 13r.13,15, 14r.10,19,24, 15v.20, 16r.9,16, 16v.5, que corregimos aceptando el lapsus en la tilde.

[81] Escritas como excepción con *bet* sin tilde (ב) en: *turbio* (fols. 3v.21, 4v.18), *yerbas* (fols. 6r.12, 13v.14), *garbanços* (fols. 8r.16), *conserba* (f. 9r.24, 9v.21), *ferbido* (f. 14r.2) y *çierbo* (f. 16v.8).

[82] Como excepción escrito con *bet* con tilde ('ב), que corregimos aceptando el error en: *Aƀiçena* por *Abiçena* (fols. 2v.17, 3r.3,11, 3v.17), *deƀ–* por *deb–* (fols. 6r.11,12, 7r.2,14,17,23, 7v.21,22, 8r.9, 8v.2,6,11,26, 9r.23,26, 10r.9, 12r.12,24, 12v.3,12,13, 13r.12, 13v.13, 14r.20,22, 14v.5,10,21, 16r.6), *ochaƀ–* por *ochab–* (fols. 9r.11[2v], 13r.6), *proƀinçia* por *probinçia* (f. 1v.15).

[83] Como excepción escrito con *bet* sin tilde (ב), que corregimos aceptando el error en la tilde: *lebaban* por *leƀaƀan* (f. 15r.14); *pasiba* por *pasiƀa* (f. 1r.8); *salbo* por *salƀo* (f. 5v.22); *resolbiendo* por *resolƀiendo* (f. 4r.23).

[84] Siempre escrito *lb* (fols. 7v.26, 8r.5, 8v.12, 10v.11, 15r.7).

Otras, en fin, como *cavsar / cavsa, verano, virtud,* se escriben mayoritariamente con *vav* (ו)[85].

Sobre *dálet* (ד) /d/ no encontramos ninguna tilde que marque la variante fricativa interdental —pronunciación habitual de la /d/ intervocálica— ante consonante sorda, final de sílaba o final de palabra en interior de frase. El uso de diacrítico sobre /d/ es infrecuente en textos medievales tanto como en los del siglo XVI[86].

Con la adición de tilde sobre /p/ (פ) se representa /f/ castellana, como en *fría* (פ׳ריאה) (f. 16v.7). Esta regla rige en el texto, solo que con notabilísimas ausencias de tilde que quedan recogidas aquí en nota[87], dado que la identificación de las vo-

---

[85] En dos casos aparece *cabsa* escrita con *bet* sin tilde (ב): fols. 2r.7 y 5v.12.

[86] Solo en los textos impresos del siglo XIX se sistematiza en parte la grafía *dálet* con tilde (BUNIS 1974: 27).

[87] *Açafrán* fols. 6r.21, 7r.9, 8r.14, 9r.10,20,21, 13v.7, 14r.15; *afirmaron* f. 9v.5; *aljofar* f. 9v.19; *areforçar* f. 12v.14; *camfora* f. 6r.18; *çentífica* f. 5r.11; *clarificados* f. 8v.21; *confiar* f. 16r.15; *comforman* f. 3r.1; *conforman* f. 15r.3; *defendieron* f. 12r.4; *defensiones* f. 7v.22; *defensiosas* f. 14v.24; *efecto* f. 1r.27; *efiçiente* fols. 1r.4,8,20, 3r.24, 5v.12; *efímera* f. 11r.10; *enfermedades* f. 2r.18; *enfermo(s)* fols. 12r.19, 12v.23, 15v.13; *enfiuzaos* f. 16r.4; *esfuerçan* f. 8v.24; *faga* f. 1r.17, 8r.16; *fabló* f. 3r.15; *fallará* f. 15r.11; *fallaron*: fols. 8r.12, 16r.2; *faltar* f. 10r.17; *fasta* fols. 6v.24, 12r.20, 15v.18; *faze* f. 9v.9; *fazen* f. 11r.18; *fazer* fols. 4v.24, 12r.10, 14r.24; *fázese* f. 13r.3; *fecha* f. 9r.18; *fechas* f. 8v.18; *fecho* f. 8v.23, 9r.8,16, 9v.22, 15v.8, 16r.14; *fediondas* fols. 2r.13, 11r.17; *fediondos* f. 3v.23; *ferido(s)* fols. 7v.21, 9v.5, 11v.5, 12v.25, 13r.2, 14r.18; *fiebres* f. 3r.15, 8r.5; *fiero* f. 15v.14; *filosof* f. 3v.9; *filósofos* fols. 2r.9; *fin* fols. 10v.19, 11v.15; *fisico(s)* fols. 8r.3, 12v.21; *fiziese* f. 14r.25; *fizo* f. 8r.5; *flaqueza* f. 7v.26; *flacos* fols. 8r.1,2; *fondas* f. 5r.18; *forma* fols. 2v.11, 3v.15; *frente* f. 14r.8; *frío/a* fols. 2r.20, 3r.10, 16v.3; *friura* f. 11r.25; *frutas* f. 16v.4; *fuera* f. 11r.15; *fuere* f. 6v.17,23, 13v.9; *fueren* f. 4v.9; *fuese* f. 9v.5, 13r.10; *fumosidad* f. 2r.3; *funçional* f. 2r.6; *fuien* f. 5r.4; *fuyr* f. 5r.25; *infeliçionado* f. 10v.4; *inferioras* f. 11r.9; *influençia* f. 1v.8; *influido* f. 1r.18,23; *inforismos* f. 12v.6; *infortunas* f. 4v.4; *kanfora* f. 9r.15; *manifesto* f. 14v.4; *mortifican* f. 5r.2; *mundifi-*

ces no suele presentar problemas: *porma, conporman, prío, pediondos, piebres, pudripicaçión* —estos dos últimos términos escritos sin tilde en todas sus ocurrencias—, *científicamente, peridos*. Algunas páginas, como la 8 al recto, contienen más voces sin tilde de lo usual (*plaqueza, placos, písicos, piebre...*), seguramente por descuido del copista. Omito indicar cada vez la ausencia de tilde sobre /p/ (פ), salvo cuando existe un problema adicional de lectura.

Açafrán se escribe casi siempre a la hebraica, sin la segunda *álef* y con *pe* sin tilde (פ): אספראן (f. 6r.21), salvo en una ocasión (f. 13v.7) en que se escribe con todas sus letras, aunque sin tilde sobre la *pe*.

Con la letra *guímal* con tilde (ג׳) se representan en el texto:

1) El fonema prepalatal africado sordo /ĉ/, *ch* en castellano: *muchas* (מוג׳אש) (f. 2v.24) o *noche* (נוג׳י) (f. 4v.17); y

2) Presumimos que el fonema prepalatal sonoro, que se realiza unas veces como africado /ŷ/ —inicial de palabra o tras nasal—: *ĝénero* (ג׳ינירו) (f. 2v.25), *ĵudío* (ג׳ודיאו) (f. 3r.15) o *conĝelado* (קונג׳ילאדו) (f. 15r.23); y otras como fricativa /ž/: *sujebto* (שוג׳בטו) (f. 4r.9) o *eleĝir* (אילג׳יר) (f. 5v.25)[88]. Esta forma de escritura es habitual en los textos aljamiados en el siglo XVI, pero menos frecuente en los textos medievales. Por ello pensamos que el *Tratado* podría ubicarse temporalmente en el tránsito de lo medieval a la lengua de la comunidades orientales, previamente a cuando se forman la *koiné* o *koinés* judeoespañolas en Oriente a lo largo del siglo XVI.

---

ca f. 16r.11; *ofiçiente* f. 3r.24; *perfecçión* f. 15v.9; *porfiándolo* f. 12v.2; *porfiaron* f. 12v.2; *pudrificación* fols. 3r.4, 4r.22, 4v.11, 5r.3, 11r.11; *reforçar* fols. 9r.1, 11v.12; *reforçare* f. 11v.15; *refuersan* f. 11r.6; *resforçar* f. 8r.21; *sastifación* f. 2v.3; *sofría* f. 16r.16; *superfluidadas* f. 10r.15.

[88] Nunca está representada en el texto la fricativa sonora /ž/ con *zayin* con tilde (ז׳), una fórmula usual en los textos aljamiados a partir del siglo XVIII (BUNIS 1974: 32).

Sin embargo, el uso de la tilde no es sistemático. Hallamos: *ĝénero* (גׄינירו) (f. 2v.25), pero *género* (גינירו) (f. 1v.18), y *general* (f. 6v.13); *ĝente* (f. 5v.20), pero *gente* (f. 6v.1); *ĝirofle* (f. 13v.7), pero *girofle* (f. 9r.10,19); *Ĝerau* (f. 3r.17), pero *Gerau* (f. 3v.4), formas todas previsibles en el castellano de la época. Pero falta en muchos vocablos cuya lectura sin tilde es imposible: *mugas* por *muchas* (f. 3v.15); *oga'* por *ocha'* (f. 14v.12,13), y que para evitar llenar el texto de notas repetitivas, damos aquí en nota las que le falta la tilde[89].

Por último, la *šin* /s/ representa con tilde (שׄ) la prepalatal fricativa sorda /š/[90]: *exprimentadores* (אישׄפרימינטאדוריש) (f. 2r.9), *enxuguen* (אינשׄוגין) (f. 6r.18) o *xarope* (שׄארופי) (f. 8v.19). Sin embargo, hay algunas ausencias de tilde que dejamos anotadas aquí[91].

Hay un caso de fluctuación en *fajar* escrita con *šin* con tilde (שׄ) *faxa* (f. 14r.5) y con *guímal* con tilde (גׄ) *fajado* (f. 14r.4). Por ello cabe la duda de que *guímal* con tilde equivalga ahí a *šin* con tilde (שׄ)[92]. Lo propio ocurre con *dicho* / *dixo*, donde, por ejemplo, está escrito *dicho* (דיגׄו), aunque sería mejor *dixo*

---

[89] Además de las mencionadas: *género* fols. 1r.18, 2r.24; *muchas* f. 3v.15; *estrología* f. 4v.6; *rija* f. 5v.14; *fojas* f. 6r.14; *remojado* f. 6v.10; *oḇeja* f. 6v.16; *julep* f. 8r.23; *gente* f. 10r.8, 11r.2; *ochaḇo* f. 13r.6; *sujeḇte* f. 13r.9; *jasar* f. 15r.3; *mojando* f. 15v.26; *JaҒic* f. 16r.3.

[90] En el *Diálogo del colorado*, también la *sámej* con tilde (סׄ) y la *guímal* con tilde (גׄ) representan el mismo fonema. Se producen los titubeos en los primeros folios, concretamente en el folio 5, como si el manuscriba dudara entre adoptar una (סׄ) u otra (שׄ) formas (ROMEU FERRÉ 2014a: 52-53).

[91] *Dexar* f. 5v.3, 12v.7; *dixeron* f. 7r.17; *axensos* f. 14r.3; *se congoxare* f. 14r.5; *congoxas* f. 11r.13; *dixo* f. 16r.14.

[92] En *Fuente clara* y en el *Diálogo del colorado* se daba también esta duda, pero se admitió allí que tal vez lo único que pretendía reflejar la *guímal* con tilde (גׄ) es la prepalatal fricativa sorda /š/, que se representaría así de dos modos distintos: con *guímal* con tilde o con *šin* (ROMEU FERRÉ 2007: 56-57; 2014a:53).

(דיש׳ו) en f. 8v.6,9; y el texto dice *dixo* (דיש׳ו), aunque sería mejor *dicho* (דיג׳ו) en fols. 7v.2 y 13v.15.

IV.3.5. Líquidas y nasales

Las consonantes líquidas y nasales son de uso regular y sistemático a lo largo del texto: *nun* (נ o ן final) /n/, *mem* (מ) /m/, *lámed* (ל) /l/, y *reš* (ר) /r/.

Ante consonante bilabial, la tendencia es al uso de /n/: *tienpo* (f. 1v.7), *sonbrio* (f. 3v.21), aunque también hay variantes con /m/: *corompimiento* (f. 1r.6), *lumbre* (f. 6r.25). En el caso de *mem* final se utiliza una especie de circulito (o)[93]. La tendencia a usar *m* en lugar de *n* final de palabra se da también en las *Coplas de Yosef* y en los *Proverbios morales*, así como en los textos medievales editados por Minervini[94].

Desde los inicios de la aljamía, la representación de determinados fonemas nasales y palatales se soluciona utilizando dígrafos o trígrafos para representarlas. Así, el fonema nasal palatal /ny/ por medio de ני, de uso mayoritario: *seniales* (שיניאליש) (f. 5r.11), *panio* (פאניו) (f. 13v.4), *espadania* (אישפאדאניא) (fols. 13r.4, 15r.19), pero también hay algún caso de doble yod (ניי): *señales* (שינייאליש) (f. 5r.11). Cuando a la /ñ/ sigue la letra *a* y es final de palabra, la terminación se hace mayoritariamente con *álef* (א) tras una o dos *yod*: *dania* (דאניא) (f. 10r.7), *aranias* (אראניאש) (f. 5r.5), *mañá* (מאנייא) (fols. 8v.10, 9r.26).

---

[93] Este circulito (o) para *mem* final (ex.: «segum» f. 1v.9) se encuentra en muchas palabras en hebreo y en castellano en los dos manuscritos finales del ms. 19 Hs, que se conserva en The Frisian Historical and Literary Centre en Leeuwarden, Holanda, que es una colectánea de ocho manuscritos encuadernados juntos. Los dos últimos a los que nos referimos son los que están en: fols. 196v-200v: מאמר בקדחת הדבר *Maamar becaḏahat haḏéber* ('Tratado sobre la fiebre pestilencial') (BOS 2011), y fols. 201r-206r: Juan de Tornamira חבור בענין הדבר *Ḥibur beʿinyán haḏéber* ('Tratado sobre la peste') (ROMEU FERRÉ 2022).

[94] Véase DÍAZ-MAS – MOTA (1998), GIRÓN-NEGRÓN – MINERVINI (2006), y MINERVINI (1992, II).

El fonema lateral palatal /ly/ se representa mediante לײ o לי, con independencia de la vocal que le siga. Cuando esta es *e–i*, se entiende implícita: *llenos* (לײנוש) (f. 7v.24), *gallinas* (גאלײנאש) (f. 2v.25). En algunos términos alternan ambas formas: *pella* escrito פילײא (f. 9r.13) y *pelia* פיליא (f. 13v.5), *enella* escrito אינילײא (f. 4r.4) y *enelia* איניליא (f. 3r.8), etcétera. La despalatalización de la /ʎ/ inicial es frecuente en los textos aljamiados del siglo XV, también en posición intermedia (*resoliamos* (רישוליאמוש) f. 2r.1).

El único caso de reduplicación consonántica del *Tratado* lo tenemos en *ennegreçer* (f. 15r.4), ya que es probablemente un lapsus *vva* (f. 15v.3).

Respecto de la *r* —simple o doble en castellano según su posición—, en ningún caso se marca doble *reš* (רר) en el manuscrito en su lugar correspondiente, como no se marca tampoco habitualmente en los textos aljamiados sefardíes hasta finales del siglo XIX o principios del XX[95]. Evitamos transcribir la *reš* (ר) por doble erre en los casos en que así podría ser (*tierra, corronpe*…), ya que la mayor parte de las palabras están documentadas con erre simple en el castellano de la época (*ariba, arope, coronper, coronpimiento, deredor, fiero, tiera*…). Sí existen casos de conservación del grupo consonántico /mr/: *acostumre* (f. 6r.25), *omres* (f. 10v.21), *nomre* (f. 11v.21), *cogumrelio* (f. 13r.5), *amre* (f. 13v.8), pero no de /lr/ y /nr/.

IV.4. Abreviaturas

Existen en el texto algunas abreviaturas. Son de dos tipos:

1) Las de palabras castellanas en que se abrevia sólo la última letra, con más frecuencia *a*, como por ejemplo *onç'* (אונס') (f. 14v.11) por *onça*, o varias letras a la vez: *dine'* (f. 10r.5) (דיני')

---

[95] Este fenómeno se ha explicado porque la *reš* no admite en hebreo el *daguéš ḥaźac* que en el sistema gráfico hebreo se utiliza para reduplicar algunas consonantes. Véase también el ilustrativo artículo de ÁLVAREZ LÓPEZ (2018).

por *dineros*, *pestile'* (f. 14v.23) (פישטילי") por *pestilençia*, o *réçi'* (f. 14v.10) (ריסי"), por *réçipe*, que en ningún caso encontramos escrita como en hebreo *reŝipe* (ריציפי).

2) La abreviatura en hebreo (אש) (fols. 9v.15, 10r.2,4,5), todas las ocurrencias con puntos encima indicando tal contingencia; y

3) Las siglas e invocaciones en hebreo, sistemáticamente expresadas como lo serían en un texto hebreo, que solo se encuentran en una larga frase al final del texto.

Las primeras se marcan mediante el signo (') tras la palabra abreviada. Las segundas utilizan unos puntos sobre las letras. Las hebreas del final, unas rayitas sobre las letras.

Mención especial debe hacerse a la letra *n*. En la *Crónica de los reyes otomanos* se advertían algunas tildes que no parecían sino reflejar las correspondientes abreviaturas de la /n/ al estilo castellano (Romeu 1998: 47). En el *Tratado* no hemos advertido ni una sola, pero sí la pérdida de la nasal en grupos consonánticos, en especial cuando otra nasal le antecede: *fu[n]çional, asçe[n]dente, enĝe[n]dran, he[n]chimiento*, así como grafías poco familiares a la aljamía como *açuk[a]r, alh[a]b[a]ca, estor[a]c, t[a]marîŝ*, pero no solo en términos de origen árabe que podrían mostrar una familiaridad con un uso determinado, sino también en palabras normativas: *p[a]çiente, t[e]rçera, multipl[i]cación, s[i]quiera, xar[o]pe, c[u]arta*.

IV.5. Conclusión

El examen de la grafía del *Tratado sobre la peste* nos emplaza en una época bastante precisa, cuando la aljamía presenta muchas de las tildes que pervivirán en la aljamía en los siglos posteriores. Algunos de los rasgos ortográficos: tanto la vacilación /b–v/, la confusión /x–j/, los diptongos en que se escribe cada vocal por separado, las vacilaciones entre fricativas y africadas, así como las de sordas y sonoras, constatan que en el *Tratado* subyacen ciertos rasgos ortográficos de la grafía romance, donde se confirman estos mismos fenómenos, y refleja los cambios fonéticos que se estaban produciendo ya desde la segunda mitad del siglo XV. Esas vacilaciones podrían haberse continuado y seguramente prolongado en el tiempo en la diáspora sefardí, donde el castellano sobrevivía como lengua minoritaria en un entorno alejado de la Península. Una norma gráfica generalizada y común para el judeoespañol no se observa plenamente antes del siglo XVIII.

El origen peninsular de la lengua del *Tratado sobre la peste* es indudable, y es ajena aún a la evolución e influencias que sufrió la lengua judeoespañola en Oriente, que la llevó por otros derroteros y a la larga se introducirían nuevos cambios y distintos, tanto del español peninsular como del americano.

La ausencia de vocablos hebreos, turcos o de otras lenguas que no sean peninsulares, nos hace pensar en un momento de redacción previo a la expulsión de 1492. Sin embargo, hay que tener en cuenta que puede tratarse de un texto escrito con bastante anterioridad, pero copiado más tarde.

V. CARACTERÍSTICAS LINGÜÍSTICAS DEL LÉXICO

El léxico del *Tratado sobre la peste* presenta una variada estratificación: una capa patrimonial hispana, salpicada de un breve número de helenismos y algún latinismo, términos árabes o de origen árabe, y léxico romance de origen no castellano. No existen hebraísmos más allá del texto hebreo del colofón, escrito con posterioridad de la mano de otro amanuense, y algunos nombres propios. Tampoco cultismos ni lusismos[96], ni abundan los judeohispanismos, vocablos de cuño hispanojudío o particular de los hebreos peninsulares (*atemar, mayorgar, podestar...*), más que *aberdádalo, enfiuzaos*[97], la abreviatura

---

[96] La influencia lingüística que ejercieron los cristianos nuevos de la diáspora se aprecian claramente en los textos judeoespañoles de la segunda mitad del siglo XVI (QUINTANA 2004).

[97] Véase QUINTANA (2012b: 47-48).

dram por *drama*, que es la forma judeoespañola por *dracma*, y algunas palabras muy frecuentes en las biblias ladinadas, como *aína, aviandar, çibdad, estormentes, ferir, güebo, morar, muladares, safumar*, e incluso *mortandad* 'peste', sobre todo en la Biblia ladinada de 1400, en la Biblia de Ferrara y en los oracionales, como el *Sidur para mujeres en ladino*[98], lo cual constata la familiaridad del autor con este tipo de textos patrimoniales. Sin embargo, el *Tratado* no es un texto que pueda considerarse grandemente influido por ellos.

Tampoco contiene glosas explicativas, tan frecuentes en los textos diaspóricos, ya desde Moisés Almosnino[99] (s. XVI), lo que nos lleva a pensar que estamos ante un texto compuesto con anterioridad.

Sin intención de hacer un análisis lingüístico exhaustivo, si nos detendremos en presentar algunas peculiaridades resaltables que pueden llevarnos a alguna conclusión, como: 1) La proliferación de variantes léxicas; 2) el uso de una terminología más propia del medievo tardío que del siglo XVI; y 3) la especificidad en el uso de algunos vocablos profusos en los textos catalano-aragoneses.

1) Como hemos ido viendo, se advierte la proliferación de variantes de un mismo término, independientemente de su origen: *alanbar / amre* (cat.-arag. *ambre*) 'ámbar'; *cámfora / canfora / kanfora*; *carbúncalos / carbúnculo*; *como quier que / como quiera que*; *corubto / corupta / coruto*; *espicanarde / espicanardi*; *fígado / hígado*; *güebo / uebos*; *ibierno / inbierno*; *ençenso / ençienço / ençienso*; *maniana / mañá / mañana*; *poçonia / ponçonia*; *neçeçarias / neseçarias*; *simienta / simiente*; *toronĝina / toronjas / toronĵia*; *ungento / ungüento*.

La ortografía aljamiada no ha constituido nunca un sistema cerrado, de modo que cualquier escribano trataba de adaptarla a

---

[98] Véase SCHWARZWALD (2012).
[99] Véase ROMEU FERRÉ (1991), GARCÍA-MORENO (2010, 2014), SUBAŞI (2016), y ÁLVAREZ LÓPEZ (2018).

lo que escribía según su leal saber y entender, e incluso se dan casos en que el propio amanuense corrige sus propios desmaños a lo largo del texto[100]. Así, la vacilación es frecuente y recurrente. En algunos casos, incluso, no puede determinarse con seguridad que lo que encontramos es un error de escriba o una incorrección ortográfica.

2) Algunos de los rasgos morfológicos más relevantes, los que podrían darnos indicio de un estadio evolutivo de la lengua son: Uno, ya mencionado, en el ámbito nominal: la forma no asigmática castiza de *Dios* (f. 2v.3); luego: el género femenino de *la mar* (f. 3r.6); el pronombre personal neutro *elio* acompañado de preposiciones simples (*enelio* f. 12r.14, *delio* f. 8r.16), aún cuando con mayor frecuencia se usan los demostrativos *esto* (f. 1v.5), *aquelio* (f. 4r.22), y en ningún caso *aquesto* / *aqueso*; los pronombres indefinidos *alguno* (f. 3r.17), *ninguno* (f. 1v.19), con sus adjetivos correspondientes: *algún mal* (f. 6v.13), *ninguna mala* (f. 2r.19); creemos que los adjetivos posesivos *su* (f. 2v.8) y *sus* (f. 5r.10) deben tomarse en sus formas más modernas.

En el ámbito verbal, alternan las formas de infinitivo *seer* (f. 1v.1)[101], *ser* (f. 3r.10); no hay ningún caso de desinencia de 2ª persona del plural en -d- (-*ades*, -*edes*) en ningún tiempo, ni de futuro perifrástico o compuesto; son escasas las formas de presente de indicativo unipersonal, y sí en plural: *comunicamos* (f. 1v.24), *veemos* (f. 2r.21); algunas formas de subjuntivo presente: *miremos* (f. 4v.14) e imperfecto: *supiésemos* (f. 11v.17), siendo muy habituales las de futuro: *viniere* (f. 6v.8), *comiere* (f. 6v.11), *fuere* (f. 8v.18), *podiere* (f. 11v.15), *podiéremos* (f. 11v.24); algunas formas de futuro de indicativo: *reçebirá* (f. 4v.6), *verná* (f. 4v.18); alguna rara forma de pluscuamperfecto

---

[100] Véase GIRÓN-NEGRÓN – MINERVINI (2006: 84). En textos aljamiados del siglo XVI (y XVII) se advierte también tal contingencia, véase ROMEU FERRÉ (2007, 2011 y 2014a).

[101] *Seer* es un rasgo típico de la lengua antigua que, sin embargo, se conservó durante mucho tiempo en el ámbito aragonés (ALVAR 1953: 293).

de indicativo: *fuera* (f. 11r.15); y profusión de gerundios en *ando* y *endo*: *abriendo, minuyendo* y *resolɓiendo* (f. 4r.23), *escalentando* (f. 8v.10), *ablandando* (f. 13r.7), *mojando* (f. 15v.26), etcétera; y algunas formas de participio de pasado: *feridos* (f. 7v.21), *defalleçidos* (f. 12r.5).

En el ámbito de los elementos de relación observamos la no vacilación entre las formas de preposiciones, adverbios y conjunciones: siempre *nin* (f. 1r.19), *para* (f. 2v.3), *después* (f. 2r.13), *como* (f. 4v.1), *fasta* (f. 6v.24), *dende* (f. 14v.17), *desque* (f. 13r.25), salvo únicamente en *estonçe* (f. 15v.11) – *estonçes* (f. 5r.17), que tal vez podría resolverse aceptando la omisión involuntaria de *-s-* en la primera forma.

En el ámbito de la derivación, no hay ningún ejemplo de vacilación en los prefijos *es* / *des*; el prefijo *a-* (*alinpian* f. 2r.26) es excepcional; y son raros los sufijos en *-miento*: *corompimiento* (f. 1r.6), *per-ᶦdimiento* (f. 11r.25-26), *decaïmiento* (fols. 12r.5, 12v.13); y *-dor*: *obrador* (f. 1v.15), *reforçador* (f. 13r.22); no aparecen *-illo* (*-ilio*) y sí una sola vez *-ito*: *poquito* (f. 14r.9)[102], ni *-uelo*. Solo en un caso aparece la forma desinencial monoptongada *darés* (f. 16v.5) por *daréis*, que aunque contienden durante todo el siglo XV, la primera se considera ya desprestigiada y propia de las hablas populares.

Así pues, desde el punto de vista de la morfología el texto se acomoda al modelo de mediados del siglo XV.

3) En fin, respecto de la especificidad en el uso de algunos vocablos abundantes en los textos catalano-aragoneses, nos detendremos en el epígrafe V.4.

V.1. Términos griegos y latinos

Es escaso el uso de latinismos, tan cuantiosos en los textos medievales, y griegos, aunque algunos más hay de estos que de aquellos. Recordemos que los sabios judíos del bajo medievo

---

[102] Como ocurre en el *Seder Našim* (QUINTANA 2012b: 36).

conocían el latín puesto que eso les permitía acceder —para poder traducir, en su caso— las obras médicas y de filosofía natural greco-árabes, así como toda la producción escolástica cristiana, y así lo manifiestan Abraham Abigdor y León Yosef de Carcasona. Ocupaba así el lugar preponderante que hasta el siglo XIII había invadido el árabe[103].

De origen griego tenemos al cretense *Andaromaco* (Andrómaco El Viejo, gr. Ἀνδρόμαχος) (s. I e. c.), quien fue médico de Nerón hacia 54-68 e. c., además de: *aristología* (gr. Αριστολοχία) 'aristoloquia', planta herbácea; *drama, dracma* o *dragma*, siempre abreviado *dr', dra'*, o *dram*, del gr. δραχμή 'dracma', medida de peso equivalente a 3,205 gr.; *gárico* 'agárico' (gr. ἀγαρικόν) 'hongo agaricáceo'; *malenconía* y *malencónico* (gr. μελαγχολία, μελαγχολικός lat. tardío > *melancholĭa, melancholĭcus*); *valustias* prob. *balausta* (DRAE del lat. *balaustĭum*, y este del gr. βαλαύστιον *balaústion* 'flor del granado'), y *endibia* 'chicoria de jardín'[104], del mozár. *'anṭûbíya*, y este del lat. *intŭbus*.

V.2. Términos árabes o de origen árabe

El uso de tecnicismos árabes es muy frecuente y se encuentran en los recetarios farmacéuticos que circulaban en la Península Ibérica en los siglos del medievo. Sin embargo, son pocos también los arabismos que presenta el texto, por comparación a otros textos medievales. Con todo, además de la mencionada *endibia*, encontramos: *fen* (ár.) 'tratado o sección de un libro'. La mayoría se trata de arabismos ya integrados en el castellano medieval, como: *açafrán* (ár. hisp. *azzaʿfarán*) 'azafrán'; *açelgas* (ár. hisp. *assílqa*) 'acelgas'; *açibar* (ár. hisp. *aṣṣíbr*) 'áloe'; *açuçenas* (ár. hisp. *asussána*) 'azucenas'; *açukar* (ár. hisp. *assúkkar*); *alhabaca* (ár. hisp. *alḥabáqa*) 'albahaca'; *alholba* (ár. hisp. *alḥúlba*) 'alholvas, fenogrecos'; *aljofar* (ár.

---

[103] Véase GARCÍA-BALLESTER – FELIU (1993: 111-112).
[104] Según QUINTANA CABANAS 2.843: «gr. *éndiba*: escarola».

hisp. *alǧáwhar*) 'aljófar'; *almástiga* (ár. hisp. *almášṭaka*) 'almáciga'; *alquitrán* (ár. hisp. *alqiṭrán* o *alqaṭrán*); *alanbar* (ár. *al-anbar*, ár. hisp. *ánbar*) 'ámbar'; *almiba* (ár. hisp. *almíba*) 'almíbar'; *arayhán* (ár. hisp. *arrayḥán*) 'arrayán'; *atriac, atriaca* (ár. hisp. *attiryáq*) 'triaca'; *azahar* (ár. hisp. *azzahár*) 'flor blanca'; *azeite / azete* (ár. hisp. *azzáyt*)]; *cámfora / canfora / kanfora*) (ár. hisp. *alkafúr*) 'alcanfor'; *çumo* (prob. ár. hisp. *zúm*) 'zumo'; *jazmines* (ár. hisp. *yas[a]mín*) 'flores del jazmín'; *limón* (ár. hisp. *la[y]mún*) 'fruto del limonero'; *çumac* (ár. hisp. *summáq*) 'zumaque'. Todos estos términos seguirán teniendo vigencia en la medicina sefardí, clásica o alternativa, hasta prácticamente el siglo XX[105].

La aparición de estos términos en el *Tratado* no implica un conocimiento amplio del árabe por parte del autor (o del manuscriba), ya que se trata de términos usuales en las obras médicas de la época, aunque es sabido que los médicos, así como los notarios judíos, poseían buenos conocimientos del árabe clásico[106].

V.3. Léxico castellano

El texto maneja una pluralidad de variantes léxicas hispanas, lo cual puede reflejar, al menos en parte, la zona dialectal en la que la obra fue compuesta.

La terminología de origen castellano es la más abundante y son numerosos los ejemplos. Hacen referencia, principalmente, a diferentes aspectos de la medicina y, especialmente, de la farmacopea, entre las que se cuentan el elenco de oficios propios (*espeçiero, filósofo, físico, médico*). Entre los nombres de enfermedades que la persona puede padecer y los nombres de molestias que puede sentir, se encuentran los siguientes: *apostemas, carbúnculo, dolor de cabeça, dolor de coraçón, erisipe-*

---

[105] Una aproximación a los textos médicos sefardíes posteriores a la expulsión puede verse en ROMEU FERRÉ (2010).
[106] Véase BOSCH (1954: 185).

las, landre / landra, malenconía, mortandad y *pestilençia*. De entre los remedios curativos, tenemos: *arope, aiuda* 'enema', *çumo, jasar, labdano, letuario, piloras, purgar, sangrar, troçisco, ventosas* y *ungento / ungüento*. Entre los letuarios, además del *metridat*, se encuentra el *agua rosada*, famosa entre los sefardíes y que gozó siempre de mucho prestigio en toda el área mediterránea[107].

Hay remedios preparados que presentan forma de *agua* de variados y diversos ingredientes, *caldos, çumos, cordiales, conserƀas, polvos,* etcétera, pero también *calabaçate, sopillas / sopilias, vinos* tratados, y *xarope*. Pero, sobre todo, proliferan los aceites (*azeite* o *azete*): *azeite anejo, de axensos, de camm', de mançanas* o *de almástiga* o *de murta, lavado, rosado* y *violado*. El *açukar* y el *agua* son los componentes más repetidos, puesto que se utilizan en numerosas recetas.

Figuran asimismo una gran cantidad de nombres de animales terrestres: *alacranes, ánades, ansarones, aranias, buelles, cabalios, cabritos, caracoles, carnero, corçoç, cordero, culebras, lagartiznas, liebres, oƀeja, porco / puerco, ranas, ratones, sapos, serpientes, vaca,* y *venados*; aeroterrestres: *çigüenias, codornizes, gallinas, gul, martín, paloma, palominos, perdizes, polia, polio, tórtolas*; y acuáticos: *angulia* y *lanprea*.

El listado de nombres de árboles y arbustos, frutas, vegetales y gomorresinas es asimismo extensa. Árboles y arbustos: *açiprés / çiprés, almendro, arayhán, coral, enebre / enebros, girofle / ĝirofle, laurel, madroño, murta, robre, romero, saƀina, salzes, tamarîs*. Frutas: *almendra, çerejas, çidra, coloquíntida, granadas, limón, madronio, morados, moras, nuez, peras, tamarindios, toronĝina, toronjas / toronĵia, vayas*. Vegetales: *açafrán, açelgas, alhabaca, alholba, aristología, axensos, azederas, bledos, borajas, buglosa, casia fístula, canela,*

---

[107] Véase ROMEU FERRÉ (2014b). El *agua rosada* es un producto apreciado entre los judíos como elemento litúrgico en varias festividades (DÍAZ-MAS – MOTA (1998: 120)).

çebolia, çibera, corona de rei / reï, çumac, endibia, escabiosa, escorilio, espadania, garbanços, ĝenĝibre, lanpazo, lantejas, ligna (a)loe / ligno loe, malvariscos, mançanilia, muérdago, ortigas, pánpanos, polipodio, retamo, romero, ruda, sabina, salbia, sándalos, tomilio, verdolagas. Gomorresinas: *aljofar, almástiga / almastic, alanbar, alquitrán, amre, ençenso / ençienso / ençienço, glasa, goma arábiga, mira.*

Algunos nombres castellanos de minerales son: *esmeralda* y *panes de oro.*

No hay léxico que designe los instrumentos empleados en la preparación de los remedios o en las curas practicadas a los enfermos, pero, en cambio, sí referencias a los líquidos excrementicios corporales, como el *gómito*, los *umores*, la *orina* o el *suor.* En la misma línea, también se mencionan muchas partes del cuerpo humano: *boca, braço, cabeça, coraçón, estremos* — por brazos y piernas—, *fígado / hígado, frente, garganta, ingle, mano, meolio* 'seso', *onbligo, pico de la nariz, pierna, pulmones, sobaco* y *venas.*

Las unidades de medición principales son el *ochabo*, la *onça*, y el *dr' / dra' / dram*, abrev. de *dracma* o *dragma.* Pero tenemos otras medidas como el *garbanço*, el *grano de alanbar*, y el *grano de trigo.* A este propósito, la única explicación que he encontrado a la indicación מקא *mca* es que se trate de una abreviatura por **micada 1** (hb. *mi* o *me* 'de', *a = álef* = 1) 'de cada 1 (uno)', fórmula que en el texto se emplea así (*de cada uno…*) para dar las cantidades. Este sería el único vocablo hebraizado del texto propiamente dicho.

Además de este vocabulario específico del ámbito medicinal, es también notorio el uso de terminología usual en textos medievales de diversos siglos[108]. Usamos para ello los ejemplos que aparecen en CORDE. Por ejemplo, entre los siglos XII-XV: *çibera* y *escribtos*; en el siglo XIII: *clipse*; en los textos del

---

[108] Véanse también en los textos navarros del siglo XIV (ASÍS – MAGDALENA NOM DE DÉU (1992).

siglo XIV y hasta 1500: *aína, çençia, conteçer, contraridad, defalleçidos, dibersidat, estonçe / estonçes, estrologal, estrología, mañá, pierden el comer, poçoniosidad, resolio, ungento, venzindad,* y algunas que se extienden más allá de 1500, como *açetosidades, calidat, conplisión, conportar, considrar, decoçión, estorac, gómito, nuziente, vidal,* etcétera. Cabe resaltar también las formas léxicas con grupos integrados por labial seguida de dental [bd] del español antiguo: *adebdan / adebdó, çibdad, dubdar, labdano, liebdo, recabdo,* así como la presencia de *t* en vez de *d* en el acabamiento (en catalán *-tat*, pero aquí *-dat*), como *calidat, dibersidat,* y *verdat.*

Algunos términos plantean una duda acerca de su acentuación, como por ejemplo *açibar,* pues la forma *açibar* predomina en textos anteriores al s. XVI, y *açíbar* en textos más modernos; o *estrologo* y *estrólogo,* que concurren en todas épocas.

También aparece léxico relacionado con el espacio (*adelante, aquí, allende, adentro / adientro*); el tiempo: aunque no aparece ningún día de la semana, y solo un mes del año (*setienbre*), sí hay varias expresiones que aluden a las estaciones (*prima vera, verano, ibierno / inbierno*), o períodos cronológicos (*anio, día, mes, ora, semana*); y el ambiente (*frío / frior, calor*) y los fenómenos metereológicos (*clipse, lubia, raios, caudas, cometas*).

V.4. Léxico romance de origen no castellano

Entre los vocablos de origen hispano se encuentran algunos que propiamente forman parte del léxico catalano-aragonés. He utilizado los repertorios o estudios de Alvar (1953, 1987, 1998, 2000), Frago (1980), Quintana (2004, 2006, 2012b), Sesma Muñoz (2013), Raab (2015), Pérez Martín (2016), así como el diccionario de Borao (1908), aunque como ya decía Blondheim (1925: LXXXVII): «on a des raisons de croire que plusiers mots qui semblent à première vue empruntés ne le sont pas».

Entre los de origen catalán: *agras*, *buglosa*, *clabellina* (cat. *clavellina*), *çumac* (ár. hisp. *summáq*, cat. *sumac*)[109], *escrúpol* (cat. *escrúpol*), *ĝençiana* (cat. *genciana*), *metridat* (cat. *metridat*), *murta* (cat. *murta*), *safir* (cat. *safir*), *salzes* (cat. *salze*), *saþina* (cat. *savina*), *sofre* (cat. *sofre*), *toronĝina* (cat. *tarongina*), y *violas* (tb. cat. *viola*). Un término plantea dudas: *ĝenĝibre*, que igualmente podría leerse cat. *gingebre*. Entre los de origen aragonés: *ambre* (cat.-arag. *ambre*), *çitronat*, *espicanarde* (arag.-cat. *espicanard*) y *festinosa*. Otro fenómeno que podría indicar un origen aragonés son los adverbios en −*mente*, siempre escritos por separado (*prinçipal mente*) (Alvar 1953: 298-299).

Observamos que lo propio ocurre en otras obras médicas, sin tener en cuenta las escritas en catalán, a las cuales esta terminología les es propia, o en latín, pues están redactadas completamente en esa lengua[110]. Se produce en las obras de cuño judío de las regiones nororientales peninsulares y del sur de Francia, como en el hebreo *Tractatulus de pestilentia* de Abraham Ben Solomon Ḥen, única obra conocida de este autor, copiado hacia 1484. Buena parte de la terminología que recogen en el glosario final los editores de Ḥen (Bos – Mensching 2011: 54-62) responde a la misma orientación. También en el *Ha-Ma'amar be-Qaddaḥat ha-dever* (Bos 2011). El hecho de que Bos y Mensching hayan transcrito en las ediciones de estas obras solo las letras según se encuentran en el original (ex.: «Likewise QṬYQ' ŠGYLṬ' (sigillate earth), and 'WPY'ṬNŠ (opiates)»), aunque dificulta la lectura, resulta útil a la hora de confrontarlas con la escritura aljamiada, pues muchas veces son difíciles de precisar cuando están escritas en caracteres hebreos. Pero también en el aljamiado en castellano *Ḥiþur*

---

[109] El rasgo dialectal de pérdida de *-e -o* finales es muy propio en los textos aragoneses (ALVAR 1998 III: 33).

[110] Como el *Qui cupit a peste non solum preservari, sed et curari hoc legat consilium* de Gaspar Torrella (Roma, 1504).

be'inyán haḏéber del cristiano montepesulano Juan de Tornamira ocurre del mismo modo (Romeu Ferré 2022).

En cambio, no se encuentra este tipo de terminología en el tratado del Licenciado Vázquez[111] (fechado inciertamente a fines del siglo XV o principios del XVI), quien nació probablemente a mediados del siglo XV y residió y ejerció su profesión en Toledo o su arzobispado durante, al menos, los años de su madurez. Al final de uno de los manuscritos que se conocen, está escrito «para la pestilenzia» (Peña Barroso 2012: 401-403), lo que no deja lugar a dudas de su contenido, pese a carecer de título. Tampoco en el mencionado *Regimiento para conservar la salud de los omes* (s. XV) de maestre Stefano de Sevilla, quien incluye en su octavo capítulo un breve tratado sobre la peste. Ni en el *Tratado, no menos útil que necesario, en que se declara de qué manera se ha de curar el mal de costado epidémico* de Diego Álvarez Chanca[112] (1480-1515), probablemente también sevillano, de 1506, o el *Hexameron theologal sobre el regimiento medicinal contra la pestilencia* de Pedro Ciruelo[113] (Daroca 1470-1550 ca.), este último sí aragonés, aunque no de origen judío, y en otros autores que hemos ido viendo al paso tratando de encontrar la fuente de nuestro *Tratado*. Respecto a Alonso Chirino, hay que tomar con cautela la edición impresa setenta años después de haber sido escrita, ya que puede haber sido modificada y adaptada a los tiempos.

Con todo, y pese a los indicios, es aventurado afirmar con rotundidad que estamos ante un texto aragonés del siglo XV.

V.5. Conclusión

En general, la terminología del *Tratado sobre la peste* es prácticamente la misma que se encuentra en los textos bajome-

---

[111] Vázquez fue procesado por judaizante en 1507 (PEÑA BARROSO 2012: 401).

[112] Puede verse en SÁNCHEZ 1993: 179-212.

[113] Publicado en Alcalá de Henares: Arnao Guillem de Brocar, 1919.

dievales sobre la materia. Ninguna de las características examinadas demuestra por sí sola nada en concreto, pero el conjunto nos hace pensar en un autor de origen peninsular y más concretamente de la zona nororiental: Aragón y Cataluña en principio, pero sin excluir La Rioja y Navarra. En este sentido, y aunque la terminología de *El Libro Verde de Aragón* es más repetitiva, si consideramos que esta refleja el habla culta de Aragón de la segunda mitad del siglo XV, podría parangonársele.

Parece indicarlo la conservación del léxico hispánico, incluido el de origen árabe o hispanoárabe, pero también el uso de variantes y sinónimos, aunque la terminología aquí empleada aparezca una y otra vez en los *sifré refuot* ('libros de medicamentos') u obras de medicina sefardíes, desde el siglo XVI, con los tratados hebreos de medicina y farmacopea del rabino Hayim Vital[114] o el *Diálogo del colorado* (1601) de Daniel de Ávila Gallego, que es un tratado sobre la escarlatina[115], hasta tiempos bien recientes.

Además, el uso de un léxico romance de origen no castellano, nos acerca a un autor de la región catalano-aragonesa o, tal vez, de las colindantes de La Rioja o Navarra, o del sur de Francia, pese a que la terminología empleada es la misma que abunda en otros textos similares y no presenta rasgos definitorios absolutos porque los ejemplos son, a su vez, exiguos. Sin embargo, brillan por su ausencia las características de los dialectos noroccidentales —leonés y asturiano—, así como del portugués.

La completa ausencia de términos en hebreo y los escasos en el ladino de las Biblias no prueban tampoco nada. En todo caso, nos reafirman en que fue elaborado por un judío para ser destinado a un público judío, el único que podía entender la aljamía. Un caso paradigmático es el empleo de «Dios» en to-

---

[114] Véase QUINTANA 2012a.
[115] Véase ROMEU FERRÉ 2014.

dos los casos, por contraposición al muy castizo sefardí «el Dio», habitual también en los textos medievales[116].

¿Estaba aljamiado también el texto original o fue aljamiado a partir de un texto escrito en caracteres latinos? ¿Y en qué lengua? Que se trata de un texto copiado parece claro, por las repeticiones, tachaduras, ausencias de texto, etcétera, y que se trasladó a la aljamía, también. Sin duda es más que seguro que el manuscriba no tradujo, pues habría indicios de calcos, sino que transcribió de un texto escrito en castellano suponemos con el fin de divulgarlo o hacerlo accesible a médicos o boticarios judíos que se especializaran en el tratamiento de la peste. Si estaba ese original aljamiado o lo aljamió el amanuense es algo que no podemos dilucidar.

VI. CRITERIOS DE EDICIÓN

El trabajo se estructura en dos partes: 1) El texto; y 2) el aparato crítico. El primero corresponde a la transcripción de la aljamía teniendo en cuenta las peculiaridades que veremos. El aparato crítico lo conforman, esencialmente, las notas, ya que todos los casos en que la transcripción de la aljamía se aparta de la estricta representación gráfica quedan reflejados también en la introducción y en el texto en nota correspondiente[117].

VI.1. Metodología

Rigen los siguientes criterios:

---

[116] También en el *Tratado sobre la peste* de Juan de Tornamira (véase ROMEU FERRÉ 2022: 69). Según MINERVINI (1992, II: 393-394), la mayor parte de la documentación medieval relativa a los hebreos españoles presenta la forma común *Dios*. Según DÍAZ-MAS – MOTA (1998: 122-123) *Dio* también se documenta en textos medievales ampliamente.

[117] Así, por ejemplo: los casos de ausencia de tilde sobre *pe* (פ) para representar /f/ castellana, que quedan reflejados en la nota correspondiente en el epígrafe III.3.4, donde se habla de esa letra; o los errores en términos generales: *conculuyeron* por *concluyeron* (f. 2r.22), etcétera.

— Respeto la numeración de los folios según se encuentran en el texto aljamiado —escritos a mano con posterioridad— y se indican volados y en negrita al inicio de la primera línea de cada folio. Tras el número del folio se indica *r* (*r*ecto) o *v* (*v*uelto) del mismo.

— El signo (/) volado indica dónde las líneas se parten. Numero las que corresponden a las 5,10,15,20,25.

— Respeto la estructura del *Tratado sobre la peste*.

— Precede al texto de cada *capítulo* o *dotrina* un resumen o el anuncio del contenido del mismo, que es el que para cada uno consta en el texto y que complemento con la información precisa entre corchetes [].

— También entre corchetes escribo las indicaciones, correcciones o glosas que he considerado pertinentes.

VI.2. Criterios de transcripción

El texto que se presenta es el resultado de leer la aljamía según sus propias normas. Para reflejarlas he utilizado la antigua grafía hispánica[118], con las siguientes precisiones:

— *álef* (א) representa *a* (*mas* מאש); seguida de *vav* o *yod* representa *o/u* (*obra* אוברה / *umanos* אומאנוש) y *e/i* (*es* איש / *ir* איר),

— *bet* (ב) / *vav* (ו): se transcribe siempre ב (*bet*) por *b* (*libro* ליברו), ו (*vav*) por *v* (*vía* ויאה), y ב׳ (*bet* con tilde) por *b̄* (*ab̄ía* אב׳יאה), aunque no se establece un criterio estricto sobre su uso como oclusivas o fricativas,

— *guímel* (ג) representa *g* + *cons.*, *a, o, u* (*grado* גראדו, *faga* פ׳אגה, *algo* אלגו, *agua* אגואה), *gu*+ *e, i* (*púrguese* פורגישי, *guiado* גיארו) y *g* + *e, i* (*gente* גינטי, *girofle* גירופ׳לי),

---

[118] Con ligeras variantes, se utilizó en *Los dos mellizos, Fuente clara, Ramo de sus raíces florecerá, Agua tibia, media vida, Yehudá Alcalay y su obra La paz de Jerusalén (Ofen, 1840)* y el *Diálogo del colorado* (ROMEU FERRÉ 2001, 2007, 2009, 2010, 2011 y 2014a).

— *guímel con tilde* (ג׳) representa: 1) /ĝ/ (*fecho* פ׳יג׳ו); 2) $\hat{g}^{e,i}$ y *j* fricativo en el interior de palabra tras vocal (*ligeros, regimiento, vejez, fojas*), y 3) $\hat{g}^{e,i}$ y *ĵ* posible africado a principio de palabra y tras consonante (*ĝeneral* ג׳ינירא׳ל, *ĝenĝibre* ג׳ינג׳יברי, *Ĵuan* ג׳ואן, *toronĵas* טורונג׳א׳ש),

— *dálet* (ד) representa *d* (*diré* דירי, *andar* אנדאר),

— *he* (ה) aparece regularmente a final de palabra como *a* (*dotrina* דוטרינה) o en apoyo de *álef*, también como *a* (*sea* שיאה); en palabras castellanas de origen hispanoárabe, puede indicar algún tipo de aspiración (*arayhán, alhabaca, azahar, alholba, Zohar*)[119],

— *vav* (ו) representa el signo vocálico *o/u* (*puro* פורו) además de *v* (véase arriba *bet* ב / *vav* ו),

— *záyin* (ז) representa /z/ (*dezir* דיזיר),

— *het* (ח) representa el fonema faríngeo fricativo sordo /ḥ/ (*ḥibur*) y aparece solo en palabras hebreas,

— *tet* (ט) representa *t* (*otro* אוטרו),

— *yod* (י) representa el signo vocálico *e/i* (*este* אישטי, *nidos* נירוש), y *doble yod* (יי) consonántica (*ya* ייא),

— *kaf* (כ) aparece solo en las palabras *kanfora* (כאנפ׳ורה) y *açukar* (אסוכאר), además de en el texto hebreo siguiendo al colofón (לכתוב 'escribir'),

— *lámed* (ל) representa *l* (*çielo* סיילו),

— *mem* (מ), *mem final* (ם) representa *m* (*medeçina* מידיסינה, *segum* שיגום),

— *nun* (נ), *nun final* (ן) representa *n* (*umanos* אומאנוש, *Platón* פלאטון),

— *sámej* (ס) representa *ç* (*caça* קאסה),

— *'áyin* (ע) representa la gutural hebrea ' y aparece solo en palabras hebreas (לדעת 'para saber'),

---

[119] Quizá también en las dos únicas palabras propiamente castellanas en que aparece (*hechimiento* e *hígado*), que en castellano antiguo tenían *f*– (*fecho, fígado*).

— *pe* (פ) representa *p* (*pudo* פודו); con la adición de una tilde representa *f* (*fizo* פ׳יזו), no ocurre en el texto *pe final* (ף),

— *ŝade* (צ), *ŝade final* (ץ) representa el fonema africado sonoro /ŝ/ (*ŝafena* צאפ׳ינה, *tamaríŝ* טמאריץ),

— *cof* (ק) representa *c* + *a, o, u* (*ocasión* אוקאשיון, *cosa* קושה, *escusar* אישקושאר) y *qu* + *e, i* (*que* קי, *quiero* קיירו); y el sonido consonántico doble, compuesto de *cof* + *sámej* (קס / *cç*) (*perfecçión* פירפ׳יקסיון),

— *reŝ* (ר) representa *r* (*ricos* ריקוש) nunca se representa escrita doble (ex. para *tierra* es *tiera* טיירה),

— *šin* (ש)[120] representa *s* sorda (*esprito* אישפריטו); con la adición de una tilde (ש׳) representa *x* (*dixo* ד׳יש׳ו),

— *tav* (ת) representa *t* (*calidat* קאליד׳את, *Teçir* תיסיר).

En lo restante, la transcripción de términos de cualquier origen que no resulten del texto del *Tratado sobre la peste* se rige por el sistema adoptado por la revista *Sefarad* del Consejo Superior de Investigaciones Científicas de España.

VI.3. Normalización del texto

Normalizo el texto según las características del *Tratado sobre la peste*:

— Acentúo y puntúo en lo posible, según criterios actuales, pero se han dejado en el texto signos originales que normalmente finalizan algunos párrafos, como (·) en párrafos intermedios, y (··) en párrafos finales.

— Respeto las grafías de topónimos y nombres propios en cada una de sus variantes (*Aƀén Roéŝ* / *An' Roez* / *N' Roez*), y las variantes de una misma palabra (*fígado* / *hígado*, *güeƀo* / *ueƀos*).

— Respeto la ortografía de las contracciones (*delias, deste*), de las partículas (*por que, si no*) y de los pronombres enclíticos

---

[120] Una única vez aparece en el texto hebreo final como abreviatura (ש) de שבח (*šébaḥ* 'alabanza').

(*poner le*) que en el texto se encuentran separados. Las aglutinaciones también se respetan salvo cuando estas pudieren ocasionar alguna dificultad de interpretación, por lo que utilizo guion bajo (_) para separarlas: *a_natura* (f. 8r.2), *a_cucharadas* (f. 8r.16), *a_poner* (f. 15v.18), etcétera. Uno con guión las palabras que a mi juicio deberían escribirse unidas (*alma-stic*, f. 9r.19; *dia-çitrón*, f. 9v.20) o que presentan alguna anomalía ortográfica (*es-to*, f. 3r.19; *e-neste*, f. 8v.12), etcétera.

— Omito las letras avanzadas al final de los renglones, como la *cof* (ٯ) de *calentura* que inicia la línea siguiente (f. 11v.2), indicándolas en nota.

— Los *reclamos* de página, con sus variantes, se indican en nota al final de la última línea de cada folio.

— En un texto aljamiado es difícil fijar las vocales *i/e* y *o/u*. Sin embargo, he preferido las formas arcaicas (*medeçina*, *escrebir*, *reçebir*) dado que para el siglo XV en que se escribió el manuscrito eran las habituales.

— No se desarrollan las abreviaturas de partículas o palabras castellanas y nombres propios en el texto, pues son fácilmente identificables y así se encuentran en todos los textos médicos de la época. Se resuelven en el glosario.

— Entre corchetes se hallan las correcciones o adiciones al texto, tanto las efectuadas para mejorar la lectura como para completar la información contenida en determinados pasajes.

— También entre corchetes se introducen las letras o grupos de letras que parecen oportunas para mejorar la comprensión del texto: 1) En posición final: «las mala[s] viandas» (f. 4r.10); 2) en términos que podrían tener otra interpretación: «çenag[a]les» (f. 3r.7); y 3) en nexos de unión: «non llegará la obra /[a] efecto» (f. 1r.26).

— No he comprobado sistemáticamente las citas de las obras clásicas porque es tarea que excede los límites de este estudio.

VI.4. Aparato crítico

El aparato crítico del *Tratado sobre la peste* lo conforman, esencialmente, las notas, ya que las variantes, como dijimos, tratándose de un texto relativamente corto, se han incluido en la introducción en su lugar oportuno, y en el texto en nota correspondiente

He intentado ceñirme a las notas necesarias. Salvo casos excepcionales, no anoto el significado de palabras dudosas o de la terminología no evidente, remitiendo a tal efecto al *glosario*. Además de las notas aclaratorias en términos generales, las utilizo para:

— Indicar las incidencias de los *reclamos*. Por ejemplo, al final del f. 3*v* se escribe el reclamo de página: «al», en un solo signo, combinación de las letras *álef* (א) + *lámed* (ל), en este caso, por *el*. Como norma general, omito indicar el diferente modo de escribir un reclamo; por ejemplo, al final del f. 12v se escribe el reclamo de página: «es[c]rebió», donde falta una *cof* (ק = c), mientras que al inicio del f. 13r se escribe correctamente «escrebió».

— Explicar la sintaxis dudosa, indicar una posible mejor lectura del texto, suplir omisiones o lagunas, o comentar alguna incidencia sobre la comprensión del texto.

— Remitir a pasajes internos del propio texto. Remito siempre a folio y línea de la versión aljamiada.

VI.5. Complementos

Se completa este estudio con un glosario, un índice de nombres propios, la bibliografía y un listado de siglas y abreviaturas.

El *glosario* quiere servir de ayuda a la lectura del *Tratado sobre la peste*. Recoge toda unidad léxica no existente en español normativo o que puede resultar de difícil o equívoca comprensión por no ser evidente su significado. No obstante, se han recogido todas las menciones a árboles y arbustos, frutas, gomorresinas, hierbas y plantas, simientes, y los tecnicismos farmacológicos, electuarios, fiebres y clases de medicinas, ya que pueden resultar útiles a quien pretenda buscar en el texto uno o varios fragmentos a ellos referidos.

El *índice* quiere servir de ayuda a la búsqueda de determinados lugares y personajes mencionados en el texto.

La *bibliografía* recoge, en orden alfabético único, todos aquellos estudios, trabajos bibliográficos y artículos que se mencionan en alguna parte de este estudio, lo mismo que las siglas y abreviaturas.

TRATADO SOBRE LA PESTE

(חבור על הדבר)

[PARTE PRIMERA]

[CAPÍTULO PRIMERO]
[DOTRINA PRIMERA]

[1r]mas que el Platón fizo un libro enel cual aƀía cuatro capítulos[1] enel /remedyar los danios que venían en los cuerpos umanos por vía delos /cuerpos çelésticos, el cual él aƀía visto, por los cuales dichos de /sabios pareçe seer la cavsa prinçipal efiçiente de toda pestilençya[2] /⁵e coronpimiento umano la costelaçión, e la cavsa conĵunta inpresionada /que della proçede del corompimiento e danio en nuestros cuerpos los /elementos de quien somos conpuestos. E enla dotrina t[e]rçera diré cómo el /ayre es la cavsa pasiƀa que pareçe dela costelaçión e cavsa efiçiente /por quien nuestros cuerpos padeçen··

DOTRINA SEGUNDA

/¹⁰Encómo toda obra, su apareçiemiento /enel
mundo a neçeçarias[3] tres condiçiones e cómo
son neseçarias enla /pestilençia.

La entençión de todos los dotores en medeçina e de /sabios que en maior grado que elios en çïençia[4] son, determinaron que

---

[1] A mediados del siglo XV *capítulo* es ya habitual, no tanto *capítolo*.

[2] *Pestilençya* (פּישׂטילינסׂייא) aquí y también en fols. 2r.8, 2v.17. Después, *pestilençia* (פּישׂטילינסׂיא), como en la línea 11 aquí.

[3] Escrito con dos *sámej* (ס ס - ניסׂיסׂאריאשׂ). Esta es la única vez que se escribe así, pues en el resto de ocurrencias se escribe *neseçari–* (נישׂיסׂארי–) (fols. 1r.11,20,21, 1v.1, 4r.16, 8r.8, 10v.1, 12v.1, 13v.12).

[4] Tal vez se trata de una forma de reflejar el rigor intelectual que sólo fue alcanzado por la medicina en el mundo medieval cuando consiguió el estatuto de *scientia* (GARCÍA BALLESTER – ARRIZABALAGA, 1999).

73

toda /cosa que antes non era e agora es, non pudo seer a menos de tres condiçiones:

[1] /¹⁵La primera es propio obrador que obre aquella obra.

[2] La segunda⁵ /es propio reçebtor en quien se fizo la obra que reçebió la inpresión del /obrador.

[3] La terçera es propio tienpo, que ental como el obrador faga /su obra e el reçebtor eneste mesmo pueda seer influido della; /por que todo obrador non obra en cualquier nin en cualquier reçebtor, /²⁰mas es neseçario que aya entra la cavsa efiçiente e la cavsa /p[a]çiente propia propo[r]çión respectuada. E es neseçario así mesmo /[que] tenga al_obrador límite de tienpo, que en aquel pueda azer su obra; /e el influido, que en semejante tienpo que aquel la reçiba. E así /alguna destas tres condiçiones describan quien sea por la una cavsa /²⁵o por la otra, o por el tienpo, non […] ir aquel_que conbiene por desfalleçer /cualquier re[…] enelia […] medida que conbiene non legará la obra /[a] efecto⁶.

[1v]E eneste mi tractado es notorio seer neseçarias estas /tres condiçiones, que allende que todas las cosas de ĝerenaçión e corupçión /su propio obrador es el mobimiento del çielo, como antes dicho, en /este mesmo es obrador dela pestilençia e el reçebtor prinçipal /⁵mente, que esto es obrador en nuestros cuerpos, como adelante /diré que es el ayre, e el reçebtor son nuestros um[a]nos cuerpos.

/E el tienpo que enél esta corupçión se faze es aquel enque el ayre /reçibe la influençia costelatiba e aquel enque la pudriçión del /ayre pudo obrar en nuestro esprito vidal segum la disposiçión /¹⁰del que lo reçibe··

---

⁵ Las letras de «La segunda» están en un tipo de letra mayor que las restantes, pero menor que las de «dotrinas» y «capítulos».

⁶ Este párrafo, debido a la mala calidad de la copia, resulta un poco confuso, pero entendible en términos generales.

DOTRINA TERÇERA

Encómo la cavsa pasiḃa /dela pestilençia es
danio enel ayre /e esta mesma es la conĵunta[7]
obradora en nuestros cuerpos.

/Los antigos físicos, prinçipal mente Ipocrat, quisieron que
este /término de pestilençia enla fabla bulgar quiere dezir ocasión /15unibersal alos más que abitan en una clima[8] o probinçia,
o çibdad /o lugar, según la disposiçión delque reçibe la tal inpresión, por cual /que cosa enque comunican todos aquelios de
aquelia partida e non se /pueden della escusar[9].

E la cosa enque todo el género comunican e /ninguno non
puede escusar es el ayre, que non es pecho de madre que
/20pueda escusar el sollar e meter el ayre enque todos comunican /ensu cuerpo e venas, e más las pulsaderas que naçen del
coraçón.

/E pues que es cosa aprobada que nuestra vida es en nuestro
/esprito vidal, el cual mana de nuestro coraçón, e daña la conel
/ayre enque comunicamos, como dixo Abiçena ensu *Canon*
primero, fen /25segundo, dotrina segunda, capítulo segundo: el
ayre es materia /conĵunta anuestro esprito e cavsa asu ende-
reçamiento[10].

E dixo [2r]N' Zohar enel terçero capítulo dela pestilençia: el
ayre que resoliamos /es vianda e mantenimiento anuestro esprito, allende que saca la /fumosidad dél cuando sale e lo tenpla
cuando entra, por la çençia /dibina, el_cual sea bendito·

---

[7] «ĵunta» se escribe en un tipo de letra mayor que las restantes, pero no
«con».

[8] Se lee con dificultad la letra *mem* (מ), que presenta un rasgo hacia aba-
jo como la *cof* (ק), como si dijera «clica». Sin duda de trata de *clima*.

[9] Así también lo cree Ficino: «A pestilentia è uno vapore velenoso con-
creato nellaria inimico dello spirito vitale» (FICINO 1522: f. 2r-v).

[10] AVICENA (1562: 31r): «Aer est elementum nostrorum corporum &
spirituum, & praeter hoc...»

E pues que él es la cosa más[11] /5comunicable ala unibersidad, él es, est[a]ndo enla egualdad, puro, /fu[n]çional, cavsa
prinçipal a nuestra vida e salud· E estando /dañ[a]do cabsa
prinçipal a nuestra perdiçión e dolençias. Así la /cavsa dela
pestilençya es danio enel ayre, enel cual los naturales /filósofos
e exprimentadores físicos mucho flaca e corta mente
/10escrebieron.

E pudo seer porel poco recabdo que enesto supieron dar,
/por loque son mucho secretas e rescondidas las vías por donde
el ayre /se dania, como adelante diré, que non menos son las
malas aguas est[a]ntías /fediondas cavsa dela pestilençia, pues
que después del ayre lo más /enque la probinçia o partida comunican son ellas, salbo que esta /15muerte que dela mala agua
conteçe non es festinosa súpita como /la que cavsa el danio del
ayre, porque aquél llega al coraçón, enquien es la /vida antes
que a otro ningún mienbro·

E siendo así en todas las cosas, /deste danio non puedieron
fallar por nombre, como enlas otras enfermedades, /ninguna
mala conplisión material nin sinple aquien atribuyesen la muerte /20pestilénsica, quiero dezir: calor, nin frío, nin secura, nin
umidad —que ya /veemos conel ayre mui frío del inbierno venir la, como enel gran calor /del verano—, de tal manera que
algunos delos prinçipales de elios conculuyeron[12] /seer cavsa
desto tan gran mal saña del imenso piadoso Dios en /nuestro
género, donde el consigo del tal remedio es a ome de maior
/25grado que físico, la reçebta de cual suele seer de aquellas
espeçyales, /que alinpian e purgan la conçïençia, que son de
maior estima que la [2v]perfecta atriaca, e esto es: repentimiento
delos pecados e /sastifaçión delo mal guiado e reçebir en pan-

---

[11] Aunque no está tachado, la última palabra de la línea es «cone», pero
se aprecia a simple vista que es un error por salto de ojo con el siguiente
«comunicable».

[12] *Conculuieron*, documentado *conculuyeron* en CORDE en un *Siḍur tefi-
lot* de 1492 podría ser un indicio de que no solo el copista, sino el autor,
fuera de confesión mosaica.

çençya loque la voluntad /de Dios ordenare, cada uno para en sastifaçión de sus dem[é]ritos. Pero /siendo por vía natural el ayre enel tienpo dela pestilençia pareçe /⁵dela costelaçión, como diximos, e este es el que coronpe nuestro /esprito dela vida··

DOTRINA CUARTA

En dezir qué es ayre /pestilençial e cómo esto
es danio en /su sustançia o en su calidat, e la
dibersidat delos doctoros enesto.

/Ayre pestilençial quiere dezir ayre ponçonioso, e esto es que el ayre /¹⁰sale de su egualdad poropoçional por alguna delas cavsas que diremos /e cobra forma espeçyal ponçoniosa que tiene propiedad de mat[a]r.

E /así como todos¹³ las propiedades son en respecto dela disposiçión dela /cavsa pasiƀa, que es el reçebtor de aquelia alteraçión, e si_la poçonia /del ayre pestinençial es en respecto de unas conplisiones e non de /¹⁵otras, e en aquelios tienpos mueren unos, aquelios que tienen aquella /disposiçión e los que non la tienen porsu conplisión, non son llagados deste /mal·

Dixo Abiçena en su cuarto *Canon*: cuando ay pestilençya, coronpe /çierta espeçia de ombres que elios en_sí mesmos tienen propiedad /e disposiçión, que el obrador, en su cabo, cuando llega e non falla /²⁰disposiçión enel reçebtor, non ay obra nin quien la reçiba· E así dixo /N' Zohar enel *Teçir*: porque el coraçón, cuando llega ensu conplisión /el danio del ayre, en_cuanto seer coraçón de tal espeçya animal en /çierta edad, en çierto ribero, así como gul¹⁴ o martín, muere donde pareçe

---

¹³ Tal vez podría añadirse a esta frase, que no tiene sentido en sí: «los doctores opinan», o corregir por «E así como todas las propiedades».

¹⁴ Aunque encima de la palabra hay un punto muy marcado que podría ser una tilde para *guímal*, creo que la lectura correcta es *gul*, aunque también la *lámed* (ל) final es mucho más abierta que las demás. En inglés, *gull*

/que a de tener todas estas condiçiones[15]· E muchas vezes te-nemos seer /25la pestilençia enel ĝénero delos buelles, o caba-lios, o gallinas, o /omes, las cavsas delo cual mui larga mente se trata enlos libros [3r]dela astronomía·

E todos los físicos comforman enque el danio /q[ue] puede reçebir el ayre es en una de dos maneras: e ensu sostiença /o ensu calidat·

E ya Abiçena aclaró cómo el sinple pudo reçebir /pudrificaçión[16] siendo sinple, donde dixo: este ayre se toma amodo largo /5por este ayre enque comunicamos, el cual es conpueste —así como /llamamos ala agua dela mar, agua, co-mo quier que es conpuesta—. /E ansí como el agua delos char-cos e çenag[a]les se pudreçe mediante las /cosas podridas que enelia están meçcladas, e por esta manera se /pudreçe el ayre, e el danio que al ayre reçibe ensu calidad es alteraçión /10a una delas calidades, quiero dezir ser más calientes o frío, o seco, /o úmido delo que conbiene segum al tienpo enque es.

E Abiçena e muchos /delos antigos non quisieron que por parte dela alteraçión del ayre ensu calidad /aya pestilençia, salbo que de aquí proçedían todas o las más delas dolençyas /que son dela calidad de aquella alteraçión, como por sus libros pareçe.

E Isaque /15el ĵudió[17], ensu libro *Enlas fiebres*, capítulo quinto[18], cuando fabló enlas /cavsas dela pestilençia, e el Abén

---

es *gaviota*, aunque no acierto a entender por qué utiliza ese término y no el español o de alguna lengua regional española.

[15] No he encontrado esta referencia en el *Teisir*, aunque la redacción de este fragmento es un tanto caótica y puede ser que falte parte de texto.

[16] El texto dice *pudropicaçión* (פודרופיקאסיון), corrijo por *pudrificaçión*.

[17] Según DÍAZ-MAS – MOTA (1998: 119), la forma *judió* no es rara en español medieval, y es la que ha pervivido en judeoespañol.

[18] En realidad es el capítulo IIII, según la obra de 1515 (fols. 220v-221r).

Roês, segum loque ansus pal[a]bras[19] pareçe, /ensu *Coliǵet*, en fin del libro sesto, e alguno delos modernos, así como Ĝerau /de Sola e maestre Ĵuan de Torna Mira, entienden que la alteraçión grande /enla calidad del ayre es así mesmo cavsa dela pestilençia[20].

E es-to ami /20pareçer non se debe dubdar, porque muchas vezes e las más, dela grande alteraçión /proçede la corupçión enla sustançya del ayre propia mente; e porque /la grande alteraçión al uno delos estremos enel ayre saca el esprito /de su forma natural e mata.

E segum esto serán las cavsas que fazen al /ayre seer pestilençial una unibersal efiçiente[21] atodas, e cavsa así /25mesmo sobre sí, porque medyante della cobra el ayre forma poçoniosa /e pierde aquella conque se eguala nuestro esprito vidal; e es unibersal, [3v]segum la opinión delos antigos —espeçyal el Isaque e el Abiçena—, e /así mesmo segum la opinión dela estronomía, la cual es el curso /sopreçelestre, como quier que muchos delos antigos e delos modernos —así como /Gerau de Sola e maestre Ĵuan de Torna Mira— pusieron esta cavsa /5dela costelaçión cavsa sobre sí particular[22], quiero dezir que las otras /cavsas non son cavsadas por esta, como por sus tractados pareçe.

---

[19] En las tres ocurrencias de esta palabra se escribe *plabra* (f. 16r.15,23), y no *palabra*, y aquí *palbras*. Aunque *plabra* se documenta en ᴄᴏʀᴅᴇ, he preferido adecuarlo al castellano *palabra* en todos los casos.

[20] «Causa pestilentialum febrium est pessima mutatio aeris» (Israeli 1515: f. 220v, col. 2). Gérard ᴅᴇ Sᴏʟᴏ, vid. «Cap. V: De febre pestilentiali» de su tratado *De febribus*: «Febris pestilentialis causatur ex mala dispositione aeris» (Fᴇʀʀᴇ Cᴀɴᴏ 1996: 176). También según Tornamira en el חבור בענין הדבר: « Por otra manera se enĝendra la pidemia: del aire que reçerca en nosotros, el_que es de yuso de_la tiera» (f. 1v.14-15) (Rᴏᴍᴇᴜ Fᴇʀʀé 2022).

[21] El texto dice *opiçiente* (אופיסיינטי), corrijo por *efiçiente*.

[22] Según Tornamira en el חבור בענין הדבר: «Por esto digo que muchas vezes la pidemia vïene que se enĝendra por cabsa de_las conjunçiones de_las planetas altas según proçede seer dellas» (f. 1r.14-15) (Rᴏᴍᴇᴜ Fᴇ-ʀʀé 2022).

/E esto ami pensar es eror pues es notorio seer todas las /alteraçiones e mudanças delos elementos cavsadas por la cos-telaçión, /como dicho es, e mucho más larga mente se trata en-los libros dela filosof' /¹⁰natural e estrologal·

E pues que así es, digo que los físicos escrebieron /muchas cavsas ala pestilençia, e algunas más delas propias, e algunos /dexaron las propias e alargaron en algunas que, la verdat mira-da, non son /cavsas salbo aççident[a]l mente.

E las que propia mente se pueden ll[a]mar /cavsas apuradas por los prinçipales delios, son çinco·

[1] La una es la /¹⁵costelaçión, que muchas vezes delia se cavsa forma ponçoniosa enel ayre /nuziente anuestro esprito vidal·

[2] La segunda es grande alteraçión enel /ayre a una delas calidades, e esta, como dicho es, negó el Abiçena por /que dixo que desta non proçeden salbo las dolençias que son de aquelia calidat, /e ya dixe mi pareçer enesto·

[3] La terçera cavsa deloque sube al ayre: /²⁰delos malos va-pores dela tiera e delos polbos della, ental manera que ponen /el ayre turbio e sonbrío.

[4] La cuarta²³ cavsa deloque sube al ayre: delos vapores /dela mar e delas aguas fediondas, charcales e çenagales·

[5] La quinta /cavsa, e delo que viene al ayre: delos vientos fediondos, así como los vientos /que naçen de cuerpos matados en lides canp[a]les que non se podieron enterar.

/²⁵Destas çinco cavsas particulares se dania el ayre enel tien-po dela /pestilençia, e todas las otras son inclusas enestas.

E cuando [4r]el ayre se daña en una de estas maneras, con-teçe alos omes dolençias /malas del ĝénero delas landres e ma-las calenturas poçoniosas, non de aquellas /que natural mente suelen venir delas umores, que así como la vianda dañadora /de mala sustançia, o que ay enella alguna poçoniosidad, e las ma-

---

²³ El texto dice *caurta* (קאאורטה), corrijo por *cuarta*.

las aguas, /5dañan aquelios que las acostunbran danio in-
cur[a]ble, de tal guisa que non se /remedia ninguno delios salƀo
que aquel que tan mala conplisión tiene que
le_son_conbenibles /aquellas tan malas viandas o aguas.

Así, el ayre que es desta calidad non /pueden sanar de su danio salƀo aquelios que son de mucha buena conplision o
/sujebto, o aquelios que son de aquella tal calidad poçoniosa.
E_la operaçión /10del ayre eneste danio es más fuerte que la
obra que fazen las mala[s] viandas, /porque el ayre llega decontino alos pulmones o al coraçón conlo que dél metemos /conel
resolio, que non podemos escusar, quier sanos quier dolientos,
e decontino /llega la poçonia al coraçón, loque non es así enlas
viandas, e por esto su /danio del ayre es mucho más contino e
de maior inpresión··

/15DOTRINA QUINTA

Enlas señales del tienpo dela pestilençia mucho
/sería neseçario saber las seniales del tienpo dela /pestilençia antes que venga, por los grandes
remedios que se podían anti-çipar.

/Dixo Tolomeo ensu *Çienti-loc*, berƀo quinto[24]: ya podrá el
estrólogo desƀiar muchas /delas operaçiones delas plan[e]tas
sabiendo la natura desu obra, porque dará /20disposiçión enla
cavsa pasiƀa como la inpresión dela obra non se_reçiba, o /alo
menos non danie. Berƀo e graçia: si sabemos que la costelaçión
cavs[a]rá enel /ayre pudrificaçión, reǵiremos los cuerpos con

---

[24] Según el *Comento de Gorgio Trapeciuncio sobre el Centiloquio de
Ptolomeo / de griego traduzido en latín y agora de latín en romance, por
Alonso Ortiz de Castro, medidor publico de tierras, natural de la ciudad de
Cordoba* (Manuscrito, cas. 1588) (Visualización detallada - Biblioteca Digi-
tal Hispánica (BDH) (bne.es), en el Aforismo 5: «Puede el profesor desta
ciencia apartar y estorvar muchos efectos de las estrellas pues no ygnora
Sus naturalezas y percebirse con diligencia antes que vénga el efecto».

cosas contrarias a aquelio, /resolƀiendo las opilaçiones, abriendo los poros, minuyendo enel comer, vacuando /los cuerpos por las vacuaçiones más conbenibles. E por esto dixo el Galïeno /25glosa *De ayres e tieras*: sabed que la çençia delas estrellas non es pequeña /parte dela çençia dela medeçina.

E en alguno delos pasos deste capítulo [4v]leƀaré las seniales por vía delas cavsas, como fizo Abiçena enel capítulo /*Dela pestilençia, Canon* cuarto, e dicho[25] que: si enel tienpo delas conĵunçiones /de Saturno o Ĵúpiter, e en algún clipse solar o lunar[26], o en alguna /rebol[u]çión dél algún anio, las infortunas[27] estobieren en ángulo, maior mente /5enel_asçe[n]dente que este muestra sobrel cuerpo, aƀrá en aquel anio, que /segum estrología se mostró, pestilençia, e reçebirá el ayre danio dela /calidat de aquelia planeta infortuna, una o más si fueren, e el danio /verná por malos vapores dela tiera o polƀos, de mala manera si las tales /planet[a]s fueren en_senos t[e]résticos, o reçebirá el danio por malos vapores /10delas aguas si fueren en_senos ac[u]áticos. E si los senos fueren calientes /o úmidos, e Mares estobiere en ángulo, verná el danio por gran pudrificaçión /enel ayre[28].

---

[25] Debería escribirse *dixo* (ד׳ש׳ו) y no *dicho* (ד׳ג׳ו).

[26] De los eclipses de sol nos habla también la *Silva palentina*: «En el mes de marzo del año 1485, según se escribe en la corónica de los reyes católicos, hubo eclipse de sol y las gentes temieron mucho la fortuna que algunos astrólogos pronosticaron que había de haber en la tierra; después en los meses de noviembre y diciembre de aquel año hubo tantas lluvias y continuas aguas generalmente en todo el reino», y causaron muchos desastres naturales (FERNÁNDEZ DE MADRID 1944: 339).

[27] Las *infortunas* son variables según los autores. Según Tolomeo eran Saturno, Marte y el Sol (véase SÁNCHEZ-PRIETO *et al.* 2003: fol. 16r), pero varían según los autores. Los antiguos simplificaban la forma de ver los astros en fortunas e infortunas. Mercurio se vuelve infortuna si va con las infortunas, y se vuelve fortuna si va con las fortunas. Todo depende del movimiento de los astros.

[28] El cirujano Guy de Chauliac (ca. 1298 – 1368) se hace eco de una opinión generalizada al afirmar que la coincidencia de Saturno, Jupiter y Marte en el 14 grado de Acuario (para otros, de Piscis), el 24 de marzo de

E desta manera podemos por la costelaçión saber la calidad /del danio, enlo cual non alargo porque enestos nuestros tienpos pocos /somos los que usamos de medeçina que miremos enesta cavsa çelestrial.

E_lo /[15]que podemos[29] dezir delas señales que acá porel tienpo umano pareçen, es que enel /ayre enel tienpo dela pestilençia pareçen caudas e cometas, e otros /raios e llamas[30], e en escureçiendo la noche pareçe como que se queman los montes /e_los cabos del orizonte, e de día pareçe el ayre mucho turbio escuro, /como que quisiere[31] liober, e pasa así muchos días que

---

1345, había sido factor determinante para la aparición de la gran pestilencia. Según AMASUNO (1977: 258): «En la opinión de estos graves maestros [loimólogos del siglo XIV], *ipsa epidemia a duplice provenit causa*, siendo la primera de ellas —la causa superior— celeste y lejana, en tanto que la segunda —o inferior— consecuencia de la anterior, es terrestre y próxima. Aquélla es la conjunción de Saturno, Júpiter y Marte, bajo el *signo* húmedo de Acuario y que tuvo lugar en 1345. A todo ello es necesario sumar los efectos nefastos de los eclipses —solar y lunar— que preceden a tal conjunción. Y así, si la conjunción de Saturno y Júpiter engendra generalmente mortandad y desastres, la de éste con Marte provoca la *pestilentia*. Tras una prolija explicación de los efectos que se derivan de las distintas cualidades de tales planetas —sobre todo las de Júpiter, planeta cálido y húmedo, favorecedor por consiguiente de la putrefacción— hacen alusión a la abundancia de los vapores corruptos que, al mezclarse con el aire, provocan el morbo». También a la conjunción nefasta de Saturno y Marte se refiere Álvarez Chanca (SÁNCHEZ 1993: 180).

[29] Entre «que» y «podemos» hay un signo de llamada a nota (✑) al margen derecho, donde se escribe: «repetida / הרבר / אותות / ✑» , o sea: «señales de la pestilencia repetida».

[30] De este tipo de *llamas* habla también la *Silva palentina*: «En este tiempo año de MCCCCLIX acaescieron algunas señales, que parescían ser sobrenaturales, y fue assí: que en un día muy sereno se mostró en el cielo una llama, la qual se partió en dos partes, y la una corrió a Oriente y la otra se quedó donde apareció» (FERNÁNDEZ DE MADRID, 1944: 300).

[31] El texto dice *queliere* (קילייֿרי), que considero error por *quisiere* o *queriere*.

non liuebe[32]. Esto muestra [la] [20]pestilençia que verná enel inbierno cuando estas cosas pareçen en /se-tienbre.

E sobre la mala pestilençia del verano muestra seer la /prima vera de poca lubia e fría, e venir después desto ayres meridionales /con ayre turbio algunos días, e después aclar[33] el ayre poco tienpo e /fazer frío de noche e calor de día estando el ayre turbio, e así [25]mesmo mudarse el tienpo muchas vezes de frior a calor.

E Abiçena nos dio /enesto su capítulo *Seniales particulares* por donde conoçcamos algo [5r]delo que non conbiene fazer enel tienpo dela pestilençia. E dixo ansí: eneste /tienpo mortifican mucho las ranas e las repaltilias que se enĝedran /dela pudrificación, e los ratones, e todos los animales que moran enlos /cagüecos[34] dela tiera. E los puros della fuyen, e salen[35] alas partes foranas [5]repatilias —son todas las serpientas poçoniosas, así como arañas, /e sapos, e culebras, e lag[a]rtiznas[36], e alacranes e semejantes—, que el /ayre enque nos bibimos, mueren elias, e el enque morimos, multripican /elias·

Otro sí dixo [Abiçena] que los animales de agudo sentido e linpia, naturela[37] /naturaleza, así como las çigüenias e se-

---

[32] De estos fenómenos nos habla también la *Silva palentina*: «En este mesmo tiempo, año de 1475, desde el mes de agosto adelante, fue tanto la secura del cielo y tierra en esta provincia de Campos y Palencia, que por quince meses enteros no llovió más de dos veces» (FERNÁNDEZ DE MADRID, 1944: 327).

[33] El texto dice *aclar* (אקלאר), como documenta CORDE, pero al final de palabra parece que existe un imperceptible signo de abreviatura por *aclarar*.

[34] Quizás *cahuercos* 'carcavuezos, hoyos profundos en la tierra'. DRAE *cahuerco*. Con todo, existe un pueblo denominado Cahueco en la provincia de Zamora, cerca de Moreruela.

[35] El texto dice *sales* (שאליש), corrijo por *salen*.

[36] Quizás el amanuense quería escribir *lagartija* y se confundió, lo mismo que en *repaltilias* cuatro líneas antes.

[37] Esta palabra debería estar tachada, pues parece un avance erróneo de *naturaleza*. Pero tiene tres rayitas encima de las letras intermedias, y no está tachada, lo que me hace leerla junto a *naturaleza* como *natural naturaleza*.

mejantes animales, eneste tal /[10]tienpo fuyen de sus nidos e dexan muchas delias los uebos·

Mirad cuánto /çentífica mente nos mostró aquí Abiçena porestas seniales loque dixo enel /*Canon* primero, fen terçero, capitol *Del endreçar el ayre*[38]: que si_nos pregunt[a]n /enel tienpo dela pestilençia cuál es mejor: estar en casa e anprarse /enlas cuebas e b[o]degas del ayre, e subir e abitar enlo alto, o salir /[15]alos canpos, non ay físico que esto sepa dezir, si non para bien mientes /enestas señales dichas.

E dixo ansí [Abiçena] enesto dicho capítulo muchas vezes: /es el danio del ayre de parte dela tiera e estonçes conbiene que dexe las /cosas abrigadas del ayre e fondas, e abite e more enlos lugares altos e /donde core el ayre, e enlos montes. E muchas vezes es el danio del ayre /[20]que proçede de sí mesmo, que le vinieron por venzindad de otro ayre dañado, o /por caso de curso çelestrial, la calidad dela cual inoramos· E conbiene /en semejante que esta tal pestilençia abitar enlas cuebas e bodegas, /e casas anparadas de todo ayre, e escusar de andar por las calles nin /por los canpos[39].

E para esto nos dio [Abiçena] las dichas señales ensu cuarto /[25]*Canon*, enel capítulo dicho: que la multipl[i]caçión[40] delas ranas e repatilias, o fuyr /los ratones e los animales que moran enlo fondo del suelo e las partes [5v]de ariba, todo esto muestra proçeder el danio enel ayre de partes /dela tiera enla manera que enel capítulo delas cavsas dicho. E loque dixo /así mesmo: dexar los animales de linpia manera e agudo sentido alos /lugares donde biben enlo alto e fuyr, esto es señal que el danio enel /[5]ayre es de sí mesmo·

---

[38] AVICENA (1562: 68v), Doctrina V cap. 1: *De mutationibus aeris... cum rectificatione aeris.*

[39] Transcribí estos párrafos durante la pandemia de Covid-19, cuando por orden gubernamental nos tuvieron a los ciudadanos encerrados en las casas una buena temporada entre los meses de marzo-abril de 2020.

[40] El texto dice *multlipcaçión* (מולטליפקאסיון), corrijo por *multiplicaçión*.

E porestas señales podemos conoçer adónde nos cunple /abitar. E la multitud delas ranas es señal que el danio del ayre /proçede del agua. O de_aquí podemos entender que cuando enel ayre es de_sí /mesmo que non es tan escuro nin turbio, nin som[b]río, como cuando viene de /parte dela tiera

DOTRINA SESTA

Enel remedio unibersal /¹⁰que conbiene dar atodo
onbre enel tienpo dela /pestilençia enel ayre de su
tiera e desu morada, si podiere, pues pareçe /por
los capítulos pasados que la cabsa efiçiente en
nuestro /respecto, e pasiba delos cuerpos çelastrales de quien proçede la /pestilençia es el ayre.

Conbiene que primera mente se rija delas vías /¹⁵cómo el ayre se puede endreçar.

Unibersal mente, todos los doctores /quisieron, espeçyal mente el Rasis, maior e prinçipal remedio para /enlos tales tienpos sea fuir e dexar el lugar donde pareçe la /pestilençia[41], e lo_más lejos que onbre podiere, e lo_más aína que podiere, /e bolber después de s[ei]s meses, e esto sea a lugar mucho gran-de e /²⁰de mucha ĝente. E enesto alargó mucho el Rasis e aber-dádalo la esperençia /o apróbalo la razón[42].

E fuir a lugar donde non aya enél abido pestilençia, /e es mejor que donde l'a abido e se_a quitado, salbo si son pasados /seis meses, porque muchas vezes las reboliçiones del danio adebdan loque /adebdó la primera, e torna la pestilençia.

---

[41] También CHIRINO (f. 8r), quien tiene unos pocos fragmentos de su obra dedicados a la pestilencia, recomienda «salir de aquella tierra onde se causa o esta causada la pestilencia».

[42] RASIS en el Tratado cuarto, capítulo XXIIII del *Liber ad Almansorem*: «Terra in qua antrax et pestilentia fiunt fugienda [...] in loco altiori morari» (1497: f. 20v).

E si este non puede seer /25por alguna delas cavsas, primera
mente conbiene que la casa [que] se debe eleǵir /para la abi-
tación sea alta o baxa, segum la calidad del danio, [6r]enla manera dicha enla dotrina pasada.

E maestre Ĵuan de Torna Mira, porque /la dibisión delas señales todas vezes non se puede alcançar, dixo sea /eleǵida la
casa mediana mente[43], entre alta e baxa[44].

Otro sí conbiene /tenga las ventanas e puertas e otras aberturas faze la parte /5orental, o si [se abre al] ponent[i]nonal[45],
[qu]e sea çerada, anprada delas partes /opósitas aestas.

Otro sí sean desviadas e çeradas delas partes /donde ay[46]
muladares, o estiércoles, o çenagales, o cosas fediondas.

/Otro sí que las calles de aquel lugar sean linpias de toda
espeçia de pudriçió', /e sean arancadas todas yerbas de mal
olor, e sean las casas /10desviadas de carneçerías e de todo lugar
de deramamientos de sangre e de /interiorios.

Otro sí deben regar la casa con rosas, o arayhán, o
sald[a]s[47], /o enebros, meçclado con vin[a]gre. E deben tender
por la casa yerbas[48] de /buen olor: si_es en verano, rosas e violas, o escorilio, o jazmines, /o arayhán, o salzes, o fojas de paras, o de caña-beras o t[a]maríŝ, /15las que destas se podrán

---

[43] El texto dice *mentre* (מינטרי) en lugar de *mente*, por salto de ojo con la
palabra *entre* que sigue después.

[44] Así consta en el ms. חבור בענין הדבר / *Tratado sobre la peste* de Tornamira: «una casa mediana de altura y baxa clara y limpia» (f. 2v.5)
(Rᴏᴍᴇᴜ Fᴇʀʀé 2022).

[45] El texto dice *potentnonal* (פוטינטנונאל), corrijo por *ponent[i]nonal*. El
ponente es el *occidente*, pero creo que la frase está incompeta o corrupta. En
el ms. חבור בענין הדבר de Tornamira: «sus ventanas sean abiertas a_la parte
de oriente, e_las_que_son /al poniente sean çeradas» (f. 2v.6-7) (Rᴏᴍᴇᴜ
Fᴇʀʀé 2022).

[46] Escrito *ai* (אאי) y no *ay* (איי) como es habitual.

[47] Aunque el texto dice *salds* (שאלדש), probablemente se trate de un error
por *salvias* o *salces*, dos de las plantas con las que el enebro suele emparejarse, como dos líneas más allá.

[48] Véase la misma referencia en f. 13v.12 y ss.

aber; e en inbierno estor[a]c e ruda, o /morados, e tomilio salsero, o romero, o lirio, o laurel, o toronĝina /o alh[a]b[a]ca.

Otro sí, safumen la casa cada día con cosas /que enxuguen la pudriçión del ayre; si_es en verano, con sándalos, cámfora, o /açiprés, o ligna loe, o_cortezas de mançanas, o de_menbrilios, o de granadas; /²⁰e en inbierno con inçenso o glasa, o mira, o labdano⁴⁹, o estor[a]c, o /aç[a]frán⁵⁰, o sabina⁵¹, o t[a]marís, o romero.

O_quier que sea verano o ibierno es /bueno e mucho abtorizado por todos los físicos antigos o modernos /safumar la casa con alquitrán, porque se falió munchas vezes por esperençia /rem[e]diar todo ayre coronpido; e aún es mucho bueno poner lo donde sienpre /²⁵acostumre e continúe a olerlo. Es bien de tener de contino lumbre /ençendida de enebre o de sabina, o de tomilios, o romero, o almendro o /laurel⁵².

[6v]Enestos tienpos es bien non comunicar con la gente e estar en /casa, e acostarse antes que se_ponga el sol e lebantarse /después de salido, porque el raio del sol gasta la corupçión del ayre. /E dixeron los antigos que los ermitanios que están apartados e /⁵non comunican conla ĝente non son llagados deste mal.

/DOTRINA SÉPTIMA

Enel reĝimiento del comer e beber.

Conbiene /que el comer sea enel tienpo que viniere /la gana e que non ature ninguna fanbre nin sed, e que después de comer /quede con alguna gana, non hinchendo el estómago.

---

⁴⁹ El texto dice *labarno* (לאבארנו), que considero un error por *labdano*, aunque un error similar se produce en f. 13v.13-14.

⁵⁰ De las ocho ocurrencias de esta palabra, siete se escriben siempre sin la «a» marcada entre corchetes. Solo se escribe completa en f. 13v.7.

⁵¹ La *šin* (ש) inicial tiene una tilde sobrante, que debía estar sobre *bet* (ב).

⁵² «laurel» está escrito centrado en la línea.

E coma por la maniana /[10]alguna poca cosa, si quiera dos o tres bocados de pan remojado en vino /aguado.

E non conbiene comer gran cantidad de carne. Mas si comiere /c[a]rne, sea poca e delas aḃes, así como gallinas e tórtolas, e /codornizes, e perdizes, e general mente de aḃes montesinas; o corçoç, o /venados, o cabritos, o liebres, o carnero, vaca algunas vezes. E /[15]escuse toda carne úmida e untosa, así como ansarones, e ánades /e semejantes, e carnero, e oḃeja, e cordero, o puerco, salḃo si /fuere montesino, e palominos. E todas estas carnes son mucho /daniosas.

E así mesmo escuse todo pescado untoso, así como angulia, /e lanprea, e caracoles, e semenjantes que estos. E si posible /[20]es, escusad todo pescado, por cuanto son prestos de se pudreçer enel /estómago[53].

Es mucho bien e amonesto a cualquier que non coma carne /nin vianda ninguna enque aya començado a se dañar o sienta enelia /algún mal olor o sabor. E coma la vianda encomo fuere guisada. /E sea guisada cual quier carne o pescado fasta ocho o diez oras /[25]después de muerto, en verano; e en inbierno sea comida en aquel día. /Dixeron que es gran danio comer en ningún tienpo dela carne que en su [7r]ĝénero viene pestilençia.

E las cosas conbenibles contra la corupçión, /aquelias que se deben continuar[54] enel tienpo dela pestilençia, son las /cosas agras, meçclándolas con las viandas, ansí como vin[a]gre, limones, /azederas, pánpanos, lanpazos. E la leche ázida dixeron que era buena /[5]eneste tal tienpo. Otro sí dixeron que el fígado remojado en vinagre /es mucho buena vianda.

E las lantejas, como quiera que son de mala sus-/tançia, déḃense continuar dos o tres vezes cada semana, porque son de

---

[53] Este párrafo es casi idéntico que el que encontramos en el ms. חבור בענין הדבר / *Tratado sobre la peste* de Tornamira (f. 3r.18-21) (Romeu Ferré 2022).

[54] El texto dice *continuare* (קונטינואארי) por salto de ojo con la primera letra de la palabra siguiente, la *e* de *enel*, corrijo por *continuar*.

/contraria calidad ala corupçión cozidas con azete labado[55], e vinagre e /aç[a]frán.

Dixeron, e por cosa mui abtorizada, que comer cada día çebolia /[10]remojada una noche en vinagre escapa dela pestilençia··

Las /frutas que non danian eneste tal tienpo son pasas e figos, que los /figos echan las umores malas faze las partes del cuero e son buenos /en aquelios que padeçen de sobra de umidades, como quiera que enĝendran una /umidad supérfula e non se deben mucho continuar. E gran[a]das dulçes e /[15]agras, e almendras, e menbrilios, e mançanas oledoras, e semejantes /que estas. E aún las peras [son] buenas, sobre comer en poca cantidad, /non son daniosas.

El pan, eneste tienpo se debe comer, dixeron, loque naçe /enlos montes e non en regado, liebdo. Egual mente el pan de çibera, dize /N' Zohar, es mucho bueno liebdo e amasado con un poco de vinagre.

El agua /[20]es mejor la delos pozos linpios que la del río.

El vino blanco delgado, /costante un poco a agro, mucho aguado, es loque se debe beber.

Las espeçias /calientes que comen por salsas, todas son daniosas, salbo la canela.

/DOTRINA OCTABA

Enlos eserçiçios que se deben seçar enel /tienpo dela pestilençia e los que se deben /[25]continuar, corporales e esprituales[56].

Cosa conoçida es que cual /quier eserçiçio, de cual quiera manera que sea, que faga creçer el resolio. [7v]E resoliar

---

[55] El proceso de lavado del aceite describe con detalle DE SANTO ANTÓNIO (1754: 354-355).

[56] Está escrito en el texto *corparales y esprotuales*.

dem[a]siado es cavsa de llegar antes la poçonia del ayre al /coraçón, pues el ayre es el dañador, como dixo es.

E por esto digo que /todo eserçiçio que canse el cuerpo por las virtudes esprituales o /faga resoliar más delo natural, es mui danioso de cualquier manera de eserçiçio /⁵que sea, e mucho más si_es el eserçiçio delas mujeres⁵⁷, e non menos digo /aelias⁵⁸.

E todo trabajar es mui danioso, espeçyal después de comer. /Como quiera que el Galeno loó mucho el eserçiçio dela caça e dixo que /mui pocos escapan dela pestilençia unibersal, salbo aquelios que la /continuaron. E eneste tienpo non conbiene.

Otro sí, n[o]_vañarse en /¹⁰ninguna manera de vanio, porque ensancha los poros e umedeçe, e por /esta cavsa conbiene dexar la continuaçión delas mujeres porel cabo.

/El dormir dixeron que era danioso de día e que si_la neçesi-dad cavsa /de aber de dormir, que sea poca cantidad e tres oras o más después /de comer.

Otro sí es mui bueno apartarse eneste tal tienpo /¹⁵de todo pesar e malenconía⁵⁹, e ansia, e tristeza, que toda cosa /que muebe el umor mal[en]cónico acreçienta enél, el cual es sujebto⁶⁰ /dela poçonia del tienpo, como es notorio enlos libros de medeçina.

E débense /mucho dar al plazer e alegría, e juegos, e depor-tes, e todas maneras /de estormentes e cantos··

---

⁵⁷ Obviamente, con este eufemismo se refiere a 'mantener relaciones se-xuales'

⁵⁸ Se refiere a que tampoco las mujeres mantengan relaciones sexuales.

⁵⁹ Escrito *malaenconía* (מאלאינקוניאה), corrijo por *malenconía*, pues apa-rece también *malencónico* en la línea siguiente, aunque también mal escrito.

⁶⁰ Escrito *sujebt\ᵒ/a* con la *vav* (ו) escrita por encima de la línea, pero sin tachar la *he* (ה) que sigue (שוגייבט\ᵛ/ה).

DOTRINA NOBENA

Esta se parte /20en_dos capítulos: [1] Enla manera
de cómo /se deben purgar e sangrar los que non
son aún feridos deste mal; e [2] las /defensiones
que para se delibrar dél deben fazer.

[1. Enla manera de cómo se deben purgar e sangrar los que non
son aún feridos deste mal].

Dixo Abiçena e muchos delos /físicos que los cuerpos dispuestos ala pestilençia son aquelios que son /flacos de conplisión, anchos de poros, llenos de umores[61], e losque continúan
mucho /25con mujeres, e por la flaqueza que desto cobran, se
enĝe[n]dran enelios /mala[s] umores.

E dixo Alberto: e los ninios e los viejos, por la flaqueza
[8r]de su conplisión, e aquelios que están flacos de parte de dolençias que an abido, /e aquelios que a_natura son flacos o
úmidos —que los cuerpos linpios casi /nunca son llagados deste mal—, e poresto los naturales físicos dan lugar /eneste tal
tienpo dar purgas e sangrías[62] más que en otro ninguno.

Como /5quiera dixo Alberto ensu libro que fizo *Enlas fiebres*, capítulo 36, que muchos /morían de pestilençia por parte
de tomar purgas, porque las purgas abren /mucho los poros e
las venas, e esto [es] gran disposiçión para reçebir la /corupçión
del ayre, como quiera que las purgas sean neseçarias.

E por esto, /elque se purgare o sangrare debe seer[63] a consejo de natural físico, elcual, /10enlos tales tienpos, debe
meçclar e mandar tomar después delas tales /purgas cosas opi-

---

[61] El texto dice *umoreos* (אומוריוש), aunque la última *vav* (ו) lleva encima
una especie de acento o raya vertical.

[62] Sobre «sangrías» hay un signo de llamada a nota (◌) al margen izquierdo, donde se escribe: «◌ / purgas / e sangrías».

[63] El texto dice *sear* (שיאר), porque se ha olvidado la segunda *yod* (י) de
seer (שיאיר).

latibas çeradoras delos poros, así como bolarmenic o /semejante·

Ya es cosa pública que por esperençia fallaron los antigos /que la prinçipal purga que eneste tienpo más aprobecha es las piloras que /llaman de regímiento, que se fazen de mira e aç[a]frán, de cada uno una parte; /[15]e de açibar, dos partes, amasadas con agua rosada, o de azederas, o de /madronios; faga delio piloras como garbanços, tome tres una vez enla semana[64].

/Después de media noche tome de buena triac, cuantía de una almendra desatada /en vino aguado o en çumo de azederas, o en çumo de lengua de buei. E si non /se obieren los çumos tome las aguas delios. En verano basta tomar dela /[20]triaca dos vezes cada mes.

El metridat[65] dize Abiçena que aprobecha en lugar /dela triaca para resforçar el calor natural e desviar la poçonia. E por /cuanto eneste nuestro tienpo, en nuestras probinçias, la triaca fecha que /ordenó Andaromaco non se puede fallar[66], muchos toman en lugar delia la triac' /que antigua mente ordenaron delos cuatro materiales[67] sinples, la cual se faze /[25]enesta mane-ra· Vayas, e mirra[68], e aristo-logía, e ĝençiana, partes eguales, /amasada con miel, e danla enla manera dela triac' maior·

---

[64] La misma píldoras, denominadas «pills of Razi», en el *Ha-maʿamar be-qaddaḥat ha-dever* (Bos 2011: 33).

[65] Jacme d'Agramont le denomina *metridatum* (Veny 1998).

[66] Se refiere a la tríaca magna de Andrómaco, que se confeccionaba con cerca de 70 sustancias medicinales, además de carne de víboras. Con el tiempo suscitó mucha controversia porque era difícil de componer, de modo que no cualquiera podía elaborarla; por ello se tenia *hecha* en las boticas y no era fácil queconseguirla en cualquier lugar.

[67] El texto dice *marte diales* (מארטי דיאליש), corrijo por *materiales*, como aparece unas líneas más adelante (f. 8v.3).

[68] El texto dice *miera* (מיירה), que creo un lapsus por *mirra* (מיררה), ya que así consta en otros textos como en Chirino (1515: f. 7v): «vayas e mirra e aristologia junciana partes yguales, molido e amassado con miel».. Aunque *miera* (f. 8r.25) es un 'aceite espeso, muy amargo y de color oscu-ro, que se obtiene destilando bayas y ramas de enebro' o 'trementina de

E como quier que **[8v]**la purga unibersal es estas piloras dichas, los físicos naturales /deben tener acataçión enlas purgas enestos tales tienpos de purgar, /cada uno con los materiales conbenibles ala materia de que conoçen, que pareçe /el caso si quier purgar·

Enel caso delas sangrías[69], man[d]an sangrar enla /⁵cantidad dela sangre segum la conplisión e tienpo, o edad e costunbre. /E dicho maestre Ĵuan de Torna Mira: debe seer una vez cada mes, la una /ɓez del braço derecho e al otro mes del braço içquierdo[70], dela vena de todo el /cuerpo. E esto en día conbenible, e si no, escoǵido, como esto se puede /saber delos estrólogos, e non en día de conĵunçión, como él [Torna Mira] así mesmo dicho: /¹⁰en verano de mañá, en ibierno en escalentando el día[71]·

[2. Las defensiones que para se delibrar dél deben fazer].

E ansí, antes que /se sangre, debe comer sopillas en[72] agraz e çumo de limones o de granadas /agras o dulçes[73]· Alberto quie-

---

pino' (DRAE), según el *Dic. Aut.* 4, 1734: «El aceite de enebro, de que se sirven regularmente los pastores para curar la roña del ganado».

[69] En el margen derecho está escrito, sin signo de llamada de nota de ningún tipo: «sangrías».

[70] En los *Proverbios morales* encontramos una forma similar: *meçquino* (DÍAZ-MAS – MOTA, 1998).

[71] En el ms. חבור בענין הדבר / *Tratado sobre la peste* de Tornamira: «Sean sangrados de_la vena del fígado en cada mes una vez […] Estas sangrías deɓen se fazer en día conɓenible y en siño escoǵido […] Y farás la una del braço içquierdo y otra del derecho […] En_el verano se faga de mañana, como sale el sol» (f. 3v.3-11) (ROMEU FERRÉ 2022).

[72] «Sopillas en» está subrayado a mano, y al margen derecho se dibuja, también a mano y sin signo de llamada de nota, una mano señalando hacia ahí, entre esa línea y la siguiente, donde se escribe «Alberto». He encontrado descrito *sopillas* como lat. *offula* (tb. dice *torreznos*) (ver Stephanus Ximenez, *Dictionarium manuale Latino-Hispanicum ad usum puerorum*, Madrid, 1827), que puede significar *un pequeño bocado* de algún alimento.

[73] Estas dos líneas, a partir de «agras o dulçes», tienen en el margen izquierdo una especie de paréntesis de tres vueltas hecho a mano, seguramente por un lector, como señalando su importancia.

94

re que e-neste tiempo se sangre aún losque /non son sanguinos, estando sanos, antes que adoleçcan, capítulo 37 desu /dicho libro.

E por cuanto es cosa conoçida cuánto está dispuesto aeste /¹⁵mal elque tiene los poros anchos e abiertos, conbiene continuar estos granos /estando el onbre linpio, quiere dezir purgado e sangrado, si_lo_a menester. /Réçi': bolarménico, rosas coloradas, espodio⁷⁴ bueno, de cada uno medio dram; /amre, 1 dram; sean fechas piloras con vinagre e agua rosada, loque fuere /menester·

E para esto mesmo aprobecha este xarope. Réçi': çumo de /²⁰lengua de buei o çumo de corona de rei e çumo de azederas, de cada uno /çinco onças; sean⁷⁵ clarificados; agua rosada e de endibia, de cada uno /media libra; vinagre blanco, dos onças; kanfora, 1 dram; sándalos blancos /e colorados, de cada uno 3 dra'; açuk[a]r⁷⁶, doze onças; sea fecho julep.

/CAPÍTULO SEGUNDO.

Enlos conpuestos que esfuerçan el coraçón,
/²⁵ansí: [1] enlos que son para oler como [2]
enlos que son /para comer.

La maior acataçión que enlos semejantes tienpos se debe tener [9r]es reforçar el coraçón e las virtudes dél, como sea poderoso de desechar /de_sí todo danio.

E lo más desto se faze con cosas oledoras, porque porel /resolio que resoliamos entran las cosas cordiales a_se ĵuntar conel coraçón.

---

⁷⁴ El texto dice *aspodio* (אשפודיו), creo que por error al escribir la palabra y dejarse una *yod* (י) tras *álef* inicial (א).

⁷⁵ El texto dice *soan* (שואן), corrijo por *sean*.

⁷⁶ Esta palabra, en sus seis ocurrencias, está escrita siempre elidiendo la *álef* (א) tras *kaf* (כ) (אסוכר).

/E después lasque se comen, que estas, algunas delias, acreçientan en nuestro /5esprito vidal sustançyal mente, e delias con propïedad·

[1. Conpuestos que son para oler]

Réçi': fojas /de arayh[á]n e rosas coloradas, de cada uno una onç'; simiente de alh[a]b[a]ca /e nuez de çiprés, de cada uno 1 cuarta; estorac seca e coral, de[77] cada /uno ochaba; sea fecho torçiscos para safumar la casa una o dos vezes /cada día··

Otra reçebta[78]: ligna aloe, sándalos blancos e colorados, ro-sas /10coloradas, alm[á]stiga, de cada 1 una c[u]arta; girofle, espican[a]rde, aç[a]frán, de /cada uno 1 ochaba; alanbar, es-tor[a]c, de cada uno media ochaba; musc, kanfora, /de cada uno 1 dra'; labdano loque bastare; sean molidas e /çernidas, e ama-sadas conel labdano çerca del fuego, sea fecho pella redonda, / tráygala consigo e continúe de olerla·

Réçi': rosas coloradas 2 onça'; /15sándalos colorados 1 onça; ligna aloe 5 dra'; alanbar 1 dr'; kanfora dr'[79]; /sea fecho torçis-cos con agua rosada e un poco de vinagre e safúmese /conelio 1 o 2 vezes cada día·

Réçi': es mucho bueno para safumar e para /traer pella fecha delio: ligna loe 4 dr'; sándalos colorados 3 dra'; rosas, /ençienso, glasa, de cada uno 1 dr'; alma-stic, estor[a]c, girofle, aristología /20redonda, de cada uno 1 dr'; aç[a]frán e al[a]nbar, de cada uno medio dr'; labdano /1 dr'; sea molido cada uno porsu parte e desaten el aç[a]frán e el alanbar /en agua rosada o en agua de azah[a]r, e fagan delio torçiscos o pelia··

---

[77] El texto dice por error *que* (קי).

[78] Sobre *otra reçebta* hay sobre cada palabra tres puntitos para marcar el inicio de esta receta.

[79] No menciona la cantidad.

[2. Conpuestos que son para comer]

/LAS conserᵬas cordiales que eneste tienpo deben tomar, de-las costunbradas /a_nos, son conserᵬa de rosas, e de violas, e de romero, e de salᵬia, e de /²⁵borajas, e de_lengua [de] buei, e çitronat, e calabaç[a]te e semejantes. /Estas se deben tomar por la mañá, en cantidad de media onça, con dos /e tres tragos de vino oledor[80], **[9v]**aguado con agua de lengua de buei o de aze-deras, o de azahar, o rosada, o /de madronio·

El sabio maestre Ĵuan de Torna Mira escrebió ensu tractado /*Enla pestilençia*[81] una cofaçión la cual él mucho loa, e dixo que era_un /letuᵬario delo cual proçedían miraclosas cosas, queriendo dezir que nunca ome /⁵lo tomó que fuese ferido de pestilençia, que todos losque lo probaron afirmaron /seer así, e que non podía ser salᵬo cosa çelestrial venida por graçia de /Dios.

E por esta cavsa conbiene que lo escribamos aquí para los grandes /e ricos ombres. E después escribiremos otro conpuesto de polvos /que faze esta mesma oᵬra ala ĝente común que non pueden deste alcançar·

/¹⁰Réçi' pri': ligna loe, ueso de coraçón de çierᵬo, e tiera salĝilata[82], de cada /uno peso de tres dineros; bolarménico, pes[o] de dos dineros; capilios de seda, /peso de çinco granos de trigo; alanbar fino, peso de tres dineros; granos de /alanbar claros, peso de un dinero; simiente de çidra descortezado nueᵬa /mente, e simiente de azederas, limadura de marfil, espodio, de cada uno /¹⁵peso de çinco granos de trigo; rosas coloradas, peso de as[83] dinero; [coral] bien blanco /e rubio[84], delas cuatro si-

---

[80] «e tres tragos de vino oledor» está escrito centrado en la línea.

[81] Tornamira en el ms. חבור בענין הדבר / *Tratado sobre la peste* (f. 3v.28-4r.17) (Romeu Ferré 2022).

[82] El texto dice *salgalta* (שאלגאלטה), corrijo por *salĝilata*, más acorde con la otra ocurrencia (*saĝilata*) en f. 16r.3.

[83] Esta abreviatura en hebreo (אש) aparece en cuatro ocasiones: aquí y en f. 10r.2,4,5, todas con puntos encima indicando tal contingencia. En el f. 10r.2 parece como si en lugar de una *álef* (א) hubiera escrito una *záyin* (ז),

mientes frías maiores e menores, de cada uno /peso de un dinero; sándalos de todas tres maneras[85], de cada uno peso de 1
dinero; /re-tamo[86], peso de diez granos de trigo; muérdago de
robre, peso de seis granos /de trigo; jargonça, safir, esmeralda,
aljofar, de cada uno peso de diez granos /[20]de trigo; kanfora,
peso de diez granos de trigo; dia-çitrón, conserฺba [de] lengua
[de] /buei, conserฺba de rosas, conserฺba de boraฺjas, de cada uno
media onç'; açuk[a]r /blanco en agua rosada desatado; e
de_lengua de buei, dos libras; sea fecho /letuario e después
troçiscos[87] cuadrados rodados. Esta cofación vale /contra la
pestilençia e ayre coruto, tomando delio cada maniana e cada
/[25]noche cantidad de dinero e medio·

Réçipe [segunda]: polvos que suplen en lugar desta
/cofación [para los que no se pueden permitir aquélla]: delos
tres sándalos, de cada uno 4 dineros; raíz de retamo, peso
[10r]de 6 dineros; simiente de azederas nuebas, peso de diez
granos de trigo; simiente /de çidras e simiente de melones des-
cortezadas, de cada uno peso de as[88] dineros; /nuez moscad[a] e
nuez india, de cada uno peso de 3 dineros; coral blanco e
/colorado, de cada uno peso de as[89] dinero; ueso de coraçón de
çierฺbo, peso de 12 /[5]dineros; doroniçe, peso de as[90] dine'; flor

---

pero seguramente puede tratarse como un error del copista. אש equivale a
1.300, que aquí, seguramente, son 1.300 dineros.

[84] Parece que ha olvidado de mencionar el *coral*, que es uno de los pocos
elementos que se requiere que sea *blanco e rubio* (o *colorado*), y se exige
también en la siguiente receta (f. 10r.3-4).

[85] El texto dice *monedas* (מונידאש), pero creo que quiere decir *maneras*.
Según ALONSO Y DE LOS RUYZES DE FONTECHA (1606: 191): «Los sándalos,
ay tres: blanco, rubio y cetrino».

[86] El texto dice *de tamo* (די טאמו), pero creo que es *retamo* —como en la
última línea de este folio— pues no convienen las acepciones de *tamo* aquí.

[87] Escrito *trosiços* (טרושישקוש).

[88] El texto dice זש «zs» —quizás mejor אש «as» aceptando un error del
copista— con dos puntos por encima, como en fols. 9v.15 y 10r.4,5. Vease
nota en f. 9v.15.

[89] Vease nota en f. 9v.15

[90] Vease nota en f. 9v.15.

de clabellina, peso de nueƀe dineros; ĝenĝibre /blanco, media onça; sea todo molido e puesto en un saquete de cuero. De /este polƀo tome cada mañana en saliendo el sol peso de un dinero e_medio. /Estos polƀos son mui loados e de poca costa para la gente común, e los /espeçieros de buena consençia los deben tener de contino enestos tales /[10]tienpos··

PARTE SEGUNDA, la cual se parte a çinco dotrinas··

/Dotrina primera
Encómo las calenturas dela /pestilençi' unas vezes
vienen sin landre e otras vezes conella,
e porqué cavsas /de cómo la landre es cavsa de matar.

Poresto es a_saber que esta calentura /[1] ala[s] vezes viene con landre en uno delos tres lugares adonde los mienbros capitales /[15]deraman sus dem[a]sías e superfluidadas[91];\ [2] de alas vezes viene[92] sin ella, que como /la poçonia lo primero que llega es enel esprito vidal, como [es] dicho, e non pudo /faltar de una destas distinçiones e uƀo multitud de materia dispuesta /enel coraçón en quien se pegó luego la ponçonia o_non e uƀo la enel meolio /o enel fígado, o_no en ninguna de todas tres, mas uƀo esta disposición /[20]de materia enlos umores del cuerpo unibersal mente· E el esprito /vidal primero donde pegó la ponçonia fue enla umor que está ençerada[93] /enel coraçón, que es sujebto de este[94] esprito·

---

[91] Nótese que lo regular sería *superfluidades*, como *açetosidades* o *calidades*, pero entre *demasías* y *alas*, se le ha colado la terminación en *as* al copista.

[92] Escrito por error *vinie* (ויני).

[93] Debajo de la *reš* (ר) —en superíndice— hay una especie de manchón o tachadura sobre lo que podría ser otra *reš* (ר) para leer *ençe*\ir/ɍada (אינסי\ר/ɍ\בּאדה).

[94] Parece como si estuviera escrito *esto* y encima de la *vav* final (ו) se hubiera colocado la *yod* (י).

Dixo Abiçena, *Canon* primero, /fen segundo, capítulo *Enlas inpresiones delas mudanças delos ayres*[95]: el /ayre cuando se pudreçe, pudreçe las umores e comiença en pudreçer la /25umor que está metida enel coraçón, porque esta es más çerca dél; e /deste umor se pega enlas otras.

E si ubo dela dicha umor demasiada [10v]cosa de aquelia que era neseçaria para enesta conplisión, e el coraçón /tubo la virtud espulsiba fuerte, desechó la materia poçoniosa a /entre los sobacos.

E si enesta materia non ubo tal dem[a]sía [espulsiba fuerte], este /esprito dela vida que es ya infeliçionado pegó la poçonia por las /5arterias e venas, por donde fue al meolio o al fígado, que porelias /estos mienbros reçiben la vida del coraçón. E el que más destos dos —quiere /dezir el meolio o el fígado— tubo disposición de he[n]chimiento de materia /corupta[96], e aparejada ala corupçión, aquél desechó la poçonia, el meolio /enlas varilias e el fígado enlas ingles· E alas vezes la dispos[i]çio' /10es enlos dos o entodos tres [meolio, fígado e coraçón], e salien las landres atodas las partes /dichas [sobacos, varilias, ingles]·

Alberto, capítu' 37, dixo: sabed como quier que el coraçón es el /primero enquien esta mal se enĝe[n]dra, que ya se estiende al[97] meolio o /al fígado si falla allí materias dispuestas, esto[98] pareçe enla g[a]rganta /o_enlas ingles, o_enlos sobacos, o_enlos braços o piernas, si /15la tal disposiçión fue enel coraçón e si_estos mienbros non tubieron /tal dem[a]sía de materias[99] dispuestas asu virtud espulsiba, non /bastó la calentura

---

[95] AVICENA (1562: 34r), Doctrina II, cap. 9: «De impreßionibus aerearum mutationum malarum cursui naturali contrariarum».

[96] El texto dice por error *corufto*, con tilde sobre *pe* (פ').

[97] El texto dice *el* (איל), que corrijo por *al* como en la siguiente frase.

[98] «Esto» está escrito sobre la línea superior encima de una tachadura de una palabra muy semejante.

[99] El texto dice por error *marterias* (מארטיריאש), corrijo por *materias* como en la cerca de una treintena de ocurrencias de esta palabra.

dela pestilençia sin landre, porque la corupçión fue /unibersal en todo el cuerpo·

Dixo Abiçena e-neste fen, eneste primero /*Canon*, capítulo *Delas setençias delas_conposiçiones del_anio*, en fin dél: la /20pestile' danió los árboles e las yerbas, e daña se por esto los ganados /que las paçen, e dáñanse lo[s] omres que comen los ganados.

Donde pareçe que /allende deloque coronpió el ayre corubto en nuestro esprito, nuestros /cuerpos están dispuestos a reçebir la poçonia dél, e muchas vezes, /cuando se tiende esta materia mala por el cuerpo enĝendra apostemas /25e llagas, así como carbúncalos e otras maneras de erisip[e]las. E /cuanto más faze los estremos del cuerpo pareçen estas apostemas [11r]e desviadas del coraçón, es señal de seer más seguras, e poreste dizen /la gente: como ya escupió, segura es·

Abiçena dixo, *Canon* cuarto, fen terçero, /capítu' *Delas landres*: muchas vezes destas apostemas sube al coraçón /sangre o veneno, e desto proçede una calidad mala enel coraçón por la /5vía delas venas pulsaderas e cávsase desto el gómito e tremor de coraço' /e síncopes· E cuando se refuerçan, estos acçidentes matan, pareçe /que dela apostema torna el danio dela poçonia segunda vez al coraçón·

/Esto pareçe seer así por otro dicho que dixo eneste mesmo libro, fen primero, /capítu' terçero, *Enlas calenturas que proçeden delas apostemas inferioras*, /10dixo así: si dela apostema sube al coraçón el calor, desto se cavsará efímera /sola mente, pero cuando sube al coraçón dela apostema, la pudrificaçión /delia faze ansí otras espeçias de malas calenturas··

DOTRINA SEGUNDA

Enlas señales delque ya es tocado dela poçonia.

/Es a_saber que_elque es tocado dela pestilençia, /15su calentura es por las partes de fuera mansa, e de dentro es e obra /mui grandes congoxas, e desmaios, e amorteçiemientos, e fluso, e cámaras, /e gómito de materias de muchas maneras, fediondas mucho.

E el pulso e /la orina non fazen tanta mudança como enlas otras calenturas, por /donde el físico piensa que el doliente non es p[e]ligroso, e él vase ala /²⁰muerte.

E tiene el resolio creçido e fediondo, e todas las cosas que /dél salen son más fediondas que en otras calenturas, quier cám[a]ra, o orina, /o suor, o creçimiento súpito enel baço e enel vientre, e gran sed, e /llagas enla boca de dientro.

E pareçen otro sí tolondros amarilios /e colorados enel cuerpo, e después escóndense presta mente. E de /²⁵caimiento de virtud e dolor [de] coraçón, e friura enlos estremos, e per-/dimiento dela gana de comer. De algunas vezes poca orina, e colorada e fedionda, **[11v]**e tremor enel cuerpo [al] cuarto día. E alas vezes que conbierte esta¹⁰⁰ /calentura en letargía o calma. E cuando estos son los más s[e]guro, /e después delios los amarilios, e cuando son negros dixo Abiçena enel /capítulo dicho *Delas landres*, destos nunca ninguno escapa.

/⁵DOTRINA TERÇERA

[Enel remedio de aquel_que es ferido deste mal]

Enel remedio de aquel_que es ferido deste mal, cuando /es sin landre non piense [nunca que es] tan loco /que figuró dar remedio a aquelios que entera mente son [llagados deste] /mal, quiero dezir que su coraçón nin virtudes naturales non [basta-ron para] /responder nin desechar desí esta poçonia que me-deçina no [...].

---

¹⁰⁰ Al final de esta línea aparece la *cof* (ק) de *calentura* como reclamo de línea.

/¹⁰E por esta cavsa los físicos escrebieron eneste [remedio pronta]¹⁰¹ /mente más aquelio aque esta dotrina e las que después delia se pueden /estender, es reforçar las virtudes e ir contra la poçonia con cosas /que fagan en esto consu propiedad e consu sustançia e consu calidad, /quier sean medeçinas o viandas sinples o conpuestas.

E elque su virtud /¹⁵se reforçare e podiere despedir desí la poçonia, bibirá, e el otro su fin /sea remedio de sus pecados.

E ya pluguiese ala santa de-idad que esto /supiésemos fazer encada indibido e segum [...]¹⁰² loque conbiene asu conplisión, /que aún esto non se puede bien fazer porque la dolençya es mui festinosa /e non da lugar a digestión de materias nin a purgar las, nin alas maneras /²⁰de reforçar esto los físicos mui abténticos e çientes, maior mente /alosque nomre solo de físicos nos cabe, vendito Dios, desto somos muchos.

E /lebando la vía a-monestada enesta mi dotrina, digo¹⁰³ que todos los /físicos conforman enque el prinçipal remedio alque deste mal es tocado, /es de desecar por todas las vías que podiéremos. E non ay maior manera /²⁵de desecar que con sangrías o purgas.

[1. Sangrías]

E la primera acataçión que aquí /emos de tener es enla sangría. E enesto discreparon mucho los físicos, **[12r]**que el Rasis ensu libro que llamó *Recçir*, e N' Zohar ensu libro *Enlas viandas*, /de fenderon que ninguno pues de seer tocado deste mal non se sangrase. Mas /Abiçena e los más delos modernos mandaron luego sangrar.

---

¹⁰¹ Las palabras entre corchetes de las líneas 1-10 se leen con enorme dificultad, por tanto, hay que tomarlas con cautela.

¹⁰² En el texto se lee con dificultad *no* (נו), pero podría tratarse de un error por *lo* anticipando la palabra siguiente, ya que parece faltar la lógica aquí.

¹⁰³ Sobre la palabra «digo» hay un signo de llamada de nota (✺) al margen derecho donde hay una inscripción: «✺ remedios / sangría».

E cosa notoria /es que losque defendieron la sangría fue la cavsa porque eneste tienpo los /⁵sanos están mui defalleçidos las virtudes e tienen gran decaïmiento enelias /por la gran contrariedad del ayre que coronpe nuestro esprito dela vida, /maior mente enlos dolientes, que la calentura poçoniosa quebrenta /el esprito dela vida e la sangría sería cavsa de acabar [de] deribar /las virtudes, como quier que la sangría sea cavsa de grandes probechos /¹⁰enesta enfermedad. E por esto ami pareçer débese fazer ental /manera que delia non proçeda flaqueza ninguna nin decaimiento enla virtud.

/E la manera encómo se debe fazer es que si el doliente non está suelto /de cámara, tome una aiuda enesta manera: decoçión de raízes de malvariscos, /e açelgas, e bledos, diez onças; desaten enelio casia fístula, dos onças; /¹⁵azeite violado, tres onças; miel, una onça; tómelo en una aiuda el día /que se sintiere, e a otro día por la mañana sángrese dela vena del hígado /o de todo el cuerpo, tres o cuatro onças, del braço derecho.

E conbiene dar /mui gran prisa enla cura desta dolençia porque si algo se detadra morirá /el enfermo. Esto sea fregándoles mansa mente los estremos e dándoles /²⁰conserbas de flor de borájas e a¹⁰⁴ beber agua fasta amatar la sed, /que la poca agua ençiende más la calentura· Dixo el Rasis, *En ayres e /tieras*: el beber el agua mucha de golpe amata la calentura pestilençial, /e si se_bebe poco a poco non aprobecha, mas antes despierta la calentura¹⁰⁵.

/E eneste mal non deben pasar de una sangría e esta sea enel comienço /²⁵dela dolençia, salbo si fueren ental sujebto¹⁰⁶ que non se tema flaqueza ninguna.

---

¹⁰⁴ A la altura de esta «a» se remite mediante un signo de llamado de nota (◌) al margen izquierdo: «◌ / Rasis».

¹⁰⁵ Algo similar va a decir despúes (ver en f. 16v.1-6).

¹⁰⁶ Escrito con la última *vav* (ו) en la línea superior, pero con *he* (ה) final no tachada (שוגיבט/הׂ).

[2. Mantenimientos]

/Otro sí, porque los que son llagados desta dolençia luego pierden el comer **[12v]**e lo aboreçen porel cabo. Maior mente si piedren el seso es mucho neseçario /darles a comer porfiándolo mucho, que Abiçena dixo: alos que les que les (*sic*) porfiaron /mucho a comer e comieron, escaparon. Por lo cual los deben muchas vezes dar, /e poco a poco encada vez, comoquier sea enlos cuatro días primeros conbiene /⁵mucho adelgazar, pues que la calentura es porel fin enla obra e efecto /dicho enel primero delos inforismos enlas dolençias que son porel fin: enla /agudeza conbiene adelgazar, porel fin es dexar de comer ninguna cosa[107].

Mas /eneste tal caso, por la razón dicha, dében le[108] aviandar con sopilias e caldo /de garbanços negros o blancos, cozidos con çerejas e borajas, o azederas, /¹⁰o bledos, con algún agraz: o limón, o lima, o vinagre; e si él enla virtud /se siente alguna flaqueza, denle caldo de polio o polia, pequenio, con alguna destas /açetosidades dichas.

E después de pasado el cuarto día, así mesmo se debe /considrar la sustançia de mantenimientos que le deben dar conel decaïmiento /dela virtud e tener sienpre acataçión a_reforçar el sujebto forçándole /¹⁵toda vía a comer, e esto de abes e carnes con sus salsas enla manera /dicha, e non temiendo tanto ala calentura como al decaïmiento del sujebto.

[3. Purgas]

/E si obiere cual quier detenimiento enla cámara tome por la mañana de un /xar[o]pe fecho[109] enesta manera: tamarindios

---

[107] De los *Aforismos* de Hipócrates: «Cuando las enfermedades / Sean de naturaleza / De llegar presto á su estado, / Desde su principio sea / El alimento muy corto. / Si son de aquellas que llegan / Mas tarde al estado, debe / Aumentarse la abstinencia» (Casal y Aguado 1818: 14).

[108] El texto dice *deben lea* (דיבין ליה), que corrijo por *deben le*.

[109] Entiendo que la gran tilde (~) sobre *fecho* marca también las dos que debe llevar: sobre *pe* (פ) y sobre *guímal* (ג).

remojados en agua caliente una /noche, una onça, e sea colada; desaten enelio ĝençiana fina maior, una onça /²⁰e media; e si non se podiere aƀer, desaten enelio 2 onças de cania fístula e /tome lo ala mañ[a]na e púrguese a consejo de físico natural e dele segum loque /él desu conplisión conoçiere mansa, guardando toda vía que non proçeda dela /purga ningún decaïmiento de virtud, que esto sería matar al enfermo. /E poresta cavsa es bueno e-leġir la manera encómo nuestros anteçesores /²⁵purgaƀan e qué purga unibersal mente para todos los feridos se aproƀechaƀan.

/E N' Zohar, que fue físico mui abtorizado[110] —como dixo An' Roez en fin desu *Colijat*[111]—, **[13r]**escrebió ensu *Taiçir* una purga la cual él mucho loó para losque ya son /feridos deste mal, e desechó[112] todas las otras[113]. E ami pensar es purga mui /aproƀechada enesta pasión, e fázese enesta manera··

Réçipe: estiércol /de palomas, açibar, gárico, polipodio nuebo[114], espadania, de cada uno 1 dr'; esticados, /⁵tres cuartos de dr'; sal, ortigas negras, de cada uno medio dr'; çumo de cogumrelio /amargo e coloquíntida, de cada uno un ochabo de

---

[110] El texto dice *abtoriezado*, corrijo por *abtorizado*, ya que aparece también *abtorizada, abtorizado*.

[111] Escrito *Coligar* (קוליגאר), que creo error por *Colijat*. *Colliget*, Lib. III, Tract. III: «Abymeron [Avenzohar] in practica & operatione medicine excellentissimo» (AVERROES 1553: f. 183r).

[112] Escrito דישאיג'אר, y no דישיג'אר, como en todas las ocurrencias de *desechar* (fols. 9r.1, 10v.2, 10v.8, 11v.9, 13r.2).

[113] En el *Libro Teisir*, Tratado tercero, Libro tercero (1490: f. 36v): «stercoris columbini sicci: aloes cicotrini: agarici fenum polipodij recentis radicis lilij celestis. an. pondus aurem … salis et elebori nigri … succi abscinthij … Incide coloquintidam minutim et miscee eam cum totidem amigdalatum dulcium. et potea congiunge ea cum predictis medicinis pulverizatis incorporando eas cum butiro vaccino: et syropo et squinzabin et dabis ei ad bibendum cum sero lactis pondus».

[114] El texto dice *nuebe* (נואיבי), que corrijo por *nuevo*, como el *polipodio nuevo* que aparece en CHIRINO (1515: XIII verso).

dr'; sea la coloquíntida[115] molida /con almendras e meçclada con todas las medeçinas, e ablandando con manteca /de vacas e amasado con ocsiz[a]cra. Desto tome peso de çinco dr', e dela manera /que purgare e segum el sujebte tobiere de aquelia manera, se torne a_purgar /[10]segum la neseçidad tobiere··

El Gale' defendió cual quier purga que rezia fuese /e dixo que non se debe dar en ninguna manera porque non pudo seer menos de cavsar /flaqueza·

Otro sí deben mucho continuar a_reforçar la virtud con[116] todas las /cosas que refuerçan el coraçón, lasque delias se podieren aber. El almiba que /suelen fazer enesta [dolençia] es mui buena: arope de menbrilios e çumo de mançanas, /[15]e de granadas agras o dulçes, e agua rosada e açuk[a]r, segum loque desto obiere, /e desto tome a_cucharadas·

Otro sí tome desta cofaçión amenudo·· /Réçipe: simiente de azederas, peso de tres dineros; ueso de coraçón de çierbo, /peso de tres dineros; conserba rosada, 1 onça; panes de oro, 3; aljofar molido, /peso de 7 dineros e medio; açuk[a]r blanco, 4 onças; sea todo meçclado sin alegarlo /[20]al fuego, e esto tome cada día con algunos tragos de agua fría, e labe /muchas vezes la boca con agua fría e non conporte s[i]quiera ninguna[117] sed·

Otro sí /póngales ençima[118] del coraçón reforçador enesta manera: agua rosada, e /sándalos, e ençienço molidos, e çumo de mançanas, todo meçclado, e mojen /enelio panio de grana[119], e si non se obiere, sea dello puesto ençima del coraçón. /[25]E desque aquel fuere seco pongan otro. Esto se faga de contino

---

[115] El texto dice *colequíntida* (קוליקינטידה), corrijo por *coloquíntida*, como antes en la misma línea.

[116] El texto dice *que* (ק), que creo error por *con* en este contexto.

[117] Entre «conporte» y «ninguna» hay un signo de llamada a nota (⟡) al margen izquierdo donde se escribe: «⟡ / squiera», que interpreto como «s[i]quiera», que el manuscriba había omitido transcribir en el texto.

[118] Las letras *ç+i* se leen con dificultad. Podría tratarse incluso de *z+i*.

[119] Los *paños de grana y lino* se mencionan en fols. 13r.24, 13v.4 y 14v.19 (*grana*), 13v.4 y 14v.19 (*lino*).

dándoles así /mesmo a_oler delio con vinagre e delas otras cosas oledoras que dixe enla /parte primera[120].

[13v]OTRA réçi' para poner ençima del coraçón: agua rosada e de azederas, /de cada uno 1 libra; agua de toronĵia, media libra; sándalos /blancos o colorados, de cada uno media onça; vinagre blanco, tres onças; /sea todo meçclado e tibio, e mojen enelio panio de grana o de lino[121], e fagan /⁵como dicho es··

UNA pelia mui apropiada para oler, al sano e al doliente. /Réçip: ligna loe e delos tres sándalos, rosas coloradas, almástiga, /de cada uno una parte; ĝirofle[122], espic[a]narde, açafrán[123], de cada uno media /parte; amre, estor[a]c, cal[a]mita, de cada uno cuarto de parte; musc, k[a]nfora, /de cada uno ochaba de parte; labdano[124], loque fuere menester; sea todo /¹⁰molido e çernido e amasado çerca del fuego, sea fecha en manera de /pelia redonda e téngala oliendo[125] enelia de contino·

Otro sí, si la flaqueza /fuere con desmaios, por donde será neseçario delas dar a beber vino, esto /debe seer blanco e mucho aguado con agua rosada.

Otro sí conbiene mucho /amenudo roçiar la casa e tender enelia yerbas enla manera enla parte /¹⁵primera dicho[126], lo cual el Abiçena mucho amonestó·

---

[120] Véase en fols. 9r.26 hasta 9v.22. *Parte primera* está escrito centrado en la línea.

[121] Los *paños de grana y lino* se mencionan en fols. 13r.24, 13v.4 y 14v.19 (*grana*), 13v.4 y 14v.19 (*lino*).

[122] Esta es la única de las tres ocurrencias de la palabra en que aparece escrita con *guímal* con tilde ('ג).

[123] Esta es la única de las ocho ocurrencias de la palabra que se escribe con todas sus letras, pero sin tilde sobre *pe* (פ).

[124] El texto dice *labarano* (לאבאראנו), que considero un error por *labdano*, aunque un error similar se produce en f. 6r.20.

[125] Dice *aliend'ᵒ/ₐ*, falta la primera *vav* (ו) tras *álef* (א). La *vav* (ו) final está escrita por encima de la línea, y al final hay *álef* (א) tachada. Corrijo por *oliendo*.

[126] El texto dice *dixo* (דיש'ו), que entiendo error por *dicho*. Véase a propósito de las hierbas en f. 6r.11.

Otro sí es mui bien de /mudar el doliente de una casa en otra e de una cámara en otra·

/Otro sí si el doliente tobiere fluso de cám[a]ras, de tal manera que le traerán /en alguna flaqueza o debilitaçión, es de remediar por la manera que se remedian /los flusos de cám[a]ras por los remedios escribtos enlos libros dela medeçina. /20E por que esto es uno delos aççidentes que se continúan más enesta dolençia, /diré algunos de tal manera que non danien ala cavsa·

FAGAN x[a]rap enesta /guisa: azederas o simienta delias, 1 onça; simiente de verdolagas e cabeças /de rosas, de cada uno 1 onça; sea FECHO[127] decoçión de media libra en agua /de azederas con 5 onças de açuk[a]r; echen enelio en ligadura almástiga e /25ençenso, e goma arábi' e polvos de moras sec[a]s, delas que non se maduraron; /e deloque desto se podiere aber, de cada uno 1 ochaba, tome delio a_cucharadas··

[14r]Ungento para esto mesmo: ligno loe, e valustias o almástiga, molidos /e çernidos, de cada [uno] una ochaba; sea todo ferbido en 3 onças de azeite de /axensos, e sea colado e encorporado[128] con çera, fecho ungento. Con esto /le unten el onbligo e una mano en deredor cada noche, e sea fajado[129] si non /5se congoxare con la faxa.

Así mesmo aprobecha mucho para las cámaras /e-l_arope_que fazen de agua de çumac, o de agraz con açuk[a]r. E las moras que /dixe en polvo son mui apropiadas quier sean comidas, o en aiuda, o en ungüento[130].

---

[127] Entiendo que la gran tilde (~) sobre esta palabra marca también las dos que debe llevar: sobre *pe* (פ) y sobre *guímal* (ג).

[128] El texto dice *encorp\o\erado* (אינקורפ\א\ראדו), con las segundas *vav* (ו) y *yod* (י) sobre la línea, pero no ha tachado la *álef* (א) que sigue. Corrijo por *encorporado*.

[129] A pesar de que acto seguido aparece la palabra *faxa* con tilde sobre *šin* (ש), aquí utiliza *guímal* con tilde (ג').

[130] De las ocurrencias de esta palabra (fols. 13v.recl. de p., 14r.1,3, 15r.10,18,26, 15v.1), esta es la única vez que se escribe *ungüento* (אונגואינטו).

/Si tobiere dolor[131] de cabeça es bien poner le enla frente panios mojados /en azeite rosado batido con agua rosada e poquito vinagre. Esto[132] se /[10]entiende non abiendo landre enla garganta·

Enestos nuestros tienpos /fallan por esperençia que el gran suor en prinçipio dela dolençia es mui /gran remedio e alas vezes conél se escusan todos los otros·

E para esto /fazen polvos de dibersas maneras· E io e visto por esperençia unos que se /fazen desta guisa· Réçi': aristología redonda, e ĝençiana, e raíz de espadania, /[15]de cada uno una cuarta; çitobal, e muérdago de robre, e aç[a]frán, de /cada uno una ochaba; sean molidos e çernidos e meçclados; desto beba en /dos tragos de vino, peso de dinero e medio, en sintiéndose, e sea cubierto de ropa··

/DOTRINA CUARTA

Enel que es ferido de pestilençia con landra·

Abiçena /dize que primero de todo debemos tener acataçión ala /[20]materia que más pica e aquelia se debe luego sacar. E porque la vacuaçión[133] /unibersal, que esta es loque más seca, e la sangría, esta es la que prinçipal /mente e antes que ninguna cosa se debe fazer, mirando sienpre que delia non se /espere decaïmiento en ninguna dela[s] virtudes, que en otra manera por ningún /caso se debe fazer.

E cuando se obiere de fazer, mandaron que tal sangría /[25]como esta se fiziese dela vena más çercana dela landre por-

---

[131] El texto dice de\o/lor (/די\י\לור) con la primera *vav* (ו) sobre la línea, pero no ha tachado la *yod* (י) anterior. Corrijo por *dolor*.

[132] Antes de *esto* está escrito *si*, que parece un error por salto de ojo con el *se* que viene después y que he omitido transcribir.

[133] El texto dice *vaucaçión* (ואוקאסיון), corrijo por *vacuaçión*.

que la materia /es mui poçoniosa e non conbiene pasar la por los mienbros del cuerpo.

Por ende, [14v]si la landre fuere enel sobaco débenles sangrar de braço de aquelia parte, /dela vena unibersal o dela del hígado. E si_es enla garganta débese sangrar /del braço de aquelia parte, dela vena dela cabeça o del pico dela nariz, enla /cual dizen que ay conoçido e manifesto probecho, más que otra ninguna sangría. /5E si_es enla ingle, la sangría debe seer dela vena šafena de aquel mesmo /pie. Esto todo en_cuantía de tres o cuatro onças··

En cuanto el /purgar porque la dolençia es de tal calidad que non espera muchas vezes al /conoçimiento del físico, es bien que nos socoramos alas purgas dichas enla /dotrina pasada, porque aquelias son contra toda corupçión.

Después desto /10deben confortar el coraçón enesta manera· Réçi': bolarme' molido e çernido, /1 onça; atriac' e metridat, de cada uno media onç'; sándalos de todas tres /maneras, de cada uno 1 cuart'; kanfora, sofre[134], 1 ocha'; sea todo molido e meçclado, /fagan delio torçiscos, cada uno peso de una ocha'·

Réçi': agua de azederas /e de escabiosa, de cada uno 3 onças; agua de buglos[a], 2 onç'; agua rosada, /15media libra; vinagre blanco, 4 onças; sea todo meçclado; tome en troçisco /destos en acabándose de sangrar en cuantía de 3 onças destas aguas, e /otro dende a tres oras enesta manera, e otro dende a seis oras. E pongan /le ençima del coraçón, de contino tibio, çumo [de] mançanas ode mienbrilios, o de /toronjas o limones

---

[134] Esta palabra se lee apenas, ya que está mal escrita y corregida por el copista: claras son la primera letra (ש šin) y la última (ה he = a), aunque es similar a las terminaciones en «re», con las que puede confundirse. Las dos letras mediales no alcanzo a descifrarlas. Con todo, en algunos libros se dice que los vapores sulfúreos confortan el corazón. Véase BASILIO FLORES (1727: 301).

con agua rosada en panio de lino si non obiere de grana, como
/20diximos enla dotrina pasada[135], o de aquelias mesmas cosas·

En_cuanto los remedios /que deben fazer enla landre mesma, la opinión delas más delos médicos, espeçial /maestre Ĵuan
de Torna Mira, e por lo que la razón así mesmo se muestra, es
/que ençima dela naçida que es de pestile' non se ponga en ningún tienpo cosas /defensiosas nin repercusivas[136].

E esta [es] la opinión del Abiçena en prinçipio del
/25capítulo primero de su primero libro, como quier dixo enel
capítulo *Dela landre,* /*Canon* cuarto, que era bien enel comienço poner ençima esponĵa mojada en [15r]azeite rosado e
vinagre e agua fría todo batido, o azeite de mançanas /o de almástiga o de murta·

Después mandó el[137] Abiçena, e en esto otras /conforman
muchos físicos, que es bien jasar la landre para que cora delia
la umor /que tobiere ental manera que non la dexen ennegreçer,
porque es cavsa de acreçentar /5enla poçonia delia e tornará al
coraçón, como ençima dixe.

E aún poner ventosas /sobre la ĵasa para atraer lo delgado es
mui bien, porque lo delgado es loque /más presto se muebe e
puede subir al coraçón como quier Alberto dixo: io non /loo
esta manera de cura salbo por gran neçesidad, por[que] es
acreçentar en /gran dolor sobre otro maior, lo cual puede traer
gran desmaio e flaqueza /10e[138] cavsarse desto la muerte·

---

[135] En la «dotrina tercera». Véase en f. 13v.4. Además, los *paños de
grana y lino* se mencionan en fols. 13r.24, 13v.4 y 14v.19 (*grana*), 13v.4 y
14v.19 (*lino*).

[136] En el ms. חבור בענין הדבר / *Tratado sobre la peste* de Tornamira dice:
«y non se debe poner sobre la landre cosas que retornen a_la parte
de_dentro porque non tornen la materia atrás, porque esta materia es
poçoñosa mucho y daña en_las partes de_dentro. Pero pongan sobrél cosas
asolbatibas» (f. 15v.16-18) (ROMEU FERRÉ 2022).

[137] El texto dice *al* (אל), corrijo por *el*.

[138] Esta «e» se escribe también como reclamo al final de la línea anterior.

Ungento mui bueno e aprobado, el cual[139] escrebió /maestre Alo' de Cuenc'[140]. E como quier que lo aplicó así, quien bien mirare fallará la /sustançia dél enel *Maymir* del G[a]le'. Como quier sea, io enmi tienpo e visto /buenas esperençias dél, porque io lo fize en perfecçión enla çibdad de Palençia /por mano de un buen espeçiero del cual leƀaƀan los más delos que deste mal /[15]eran llagados, e a muchos delios aprobechaƀa, espeçial mente en tirar los /dolores e tener la naçida en buen color. E algunas delias se resolƀen e algunas /delias venían a materia mui presto, por donde pareçe seer esto tal ungento /mucho [bueno] contra la poçonia, la réçi' del cual es esta:

Raíz de lirio cádreno e de /açuçenas e de espadania, de cada uno 1 libra; sean estas raízes mucho menuzadas /[20]e pongan con elias de mançanilia e de corona de reï[141] e cuerno de çierƀo limado, /mka[142] 4 onças; e sea todo puesto a cozer en tres libras de buen azeite /anejo e mui claro e dos libras de agua, a fuego

---

[139] Entre «el» y «escribió» hay un signo de llamada a nota, que no es el habitual (◯), sino una especie de rayita (†) al margen izquierdo —que no se repite en la inscripción—, donde se escribe: «cual».

[140] Se refiere a Alonso CHIRINO y su *Menor daño de medicina* (1515: 9*r* col. 1), de donde efectivamente toma la receta: «El unguento que yo fize para poner encima de toda landre es de fazer de todos los tres lirios que son de la rayz del lirio cardeno, y de las rayzes de açucenas y de la rayz de espadaña que es color de salmon de cada uno una libra bien menuzado con cuchillo, y ponga con ello quatro onças de mançanilla de magan, y quatro de flor de corona, y quatro onças de cuerno de ciervo limado et cueza todo a fuego manso con tres libras de azeyte el mas anejo y claro que pudieren aver, et con dos libras de agua, y cuelenlo y esprimanlo bien et congelenlo con media libra de cera blanca o mas si mas espesso lo quisieren. Y este es el mas noble ungüento que para esto ay, et conviene para dar a gran señor o amigo. E si oviere de las flores destos dichos tres lirios verdes o secas, bien seria de poner dellas a cozer con las rayzes, de cada uno dos onças, pero yo bolvi con esto un poco de la atriaca de las quatro cosas para el que estava muy aquexado et fizole gran provecho». Este inciso nos permite ubicar al autor del tratado que examinamos más allá de 1406, cuando terminó la obra Chirino.

[141] Escrito ריאי.

[142] Sobre la *k* parece haber un signo de abreviatura.

manso, fasta que se gaste /el agua; e sea colado e bien esprimido e congelado con media libra de çera /blanca, e más si más
espeso quisiere. E si delas flores destas raízes se podieren
/²⁵aber, verdes o secas, es bien de poner de cada una 2 onças
con las cosas /dichas·

Otro sí es bien de bolber con este ungento¹⁴³ dela triac delas
cuatro /cosas dichas¹⁴⁴. [15v]Este ungento es tal_que pareçe
obrar consu forma espeçes allende desus /calidades. E cuando
la landra pasa del cuarto día e non pareçe que socoriere, /mas
antes pareçe que va¹⁴⁵ creçiendo e quiere fazer materia, fagan
enplasto /enesta manera:

Raízes de malvariscos e simiente de lino, e alholba, /⁵de cada uno 1 onç'; sea cocho bien e majado, bolbiendo conelio al
majo figos /e pasas, de cada uno media onça; e de lebadura, 1
onç'; mantec' de vacas /e enxundia de porco sin sal, e azeite de

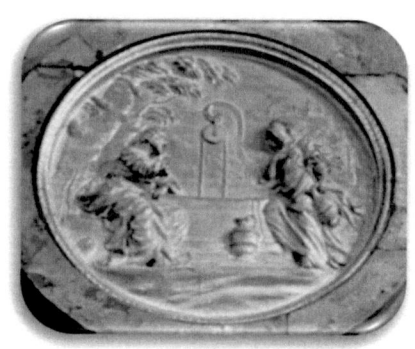

camm'¹⁴⁶ e iema de güebo, de
cada /uno una onça; sea fecho
enpl[a]sto e continú-enlo fasta
que la apostema /venga en
perfecçión. E si elia non se
abriere sea encomendado al

Medallón del *Noli me tangere*
en la Colegiata del Santo
Sepulcro de Calatayud

---

¹⁴³ Dice *engunte* (אינגונטי), corrijo por *ungento*.

¹⁴⁴ «Cosas dichas» se escribe centrado en la línea. Lo ha dicho en el f.
8r.25-26: «Vayas, e mirra, e aristología, e gençiana, partes iguales, amasada
con miel».

¹⁴⁵ Escrito *vva* (ווא), corrijo por *va*.

¹⁴⁶ En el texto escrito קאממם aunque tras la última *m* hay un par de signos,
tal vez tratándose de un signo de abreviatura ('), de una *yod* (י), o de una *vav*
(ו), o de un simple borrón. En todo caso, y revisados los emplastos conteni-
dos en el *Consilio contro la pestilentia* de Marsilio Ficino sí encontramos el
olio de camomilla (FICINO 1522: f. 36v-37r).

çurújano, /[10]el cual non espere aque mucho se madure la materia.

Otro sí muchas vezes /pareçe esta landre en manera de carbúnculo e salta delia en otro lugar, /e estonçe guárdese dela poner en mano de çurújano, que esta es dela calidad /del *no_me_le_tanjar*[147]. E muchos delios matan los enfermos diziendo que quieren /abrir o linpiar e cortar, legando el fiero donde es mucho peor que la poçonia /[15]de que pareçe. Mas el remedio deste tal carbúnculo mándase fazer enesta /manera: tomen granadas agras e sean asadas en çeniza caliente o enel /forno e tiren la corteza somera e sea todo lo otro mucho majado e /continú-en a_poner delio sobrel carbúnculo fasta que sane. Dixeron así mesmo que /la escabiosa molida tiene de propiedad de sanar toda mala llaga e /[20]carbúnculo.

Porestas cosas que enesta dotri' abemos dicho, pareçe que la opinión /unibersal de todos los físicos es que enesta enfermedad non se_espere /digestión en obra ninguna que se aya de fazer, quier sea sangrar o purgar, /o jas[a]r, o abrir, nin otra obra de medeçina que sea.

Otro sí elque es /ferido dela landre, si se traspusiere mucho enel dormir, débenlo despertar /[25]fregándole las piernas o los estremos. E si tubieron dolor de cabeça ela /landre fuere enla garg[a]nta, guarden dele poner ninguna cosa que sea mojando_la /cabeça, como antes dixe[148].·

---

[147] Se entiende que no se debe tajar-sajar este *carbúnculo* (*no_me_le tajar*), pues es peligroso. Seguramente debe relacionarse aquí con el *noli me tangere* (en lat. 'no me toques', pero también traducido como 'no me retengas'), del evangelio de *San Juan* 20:17, aunque aquí mal escrito, y que es la frase que Jesús dirige a María Magdalena cuando se encuentra con ella tras su resurrección.

[148] «Cabeça, como antes dixe» se escribe centrado en la línea. Véase en f. 14r.8-10: «Si tobiere dolor de cabeça es bien poner le enla frente panios mojados en azeite rosado batido con agua rosada e poquito vinagre. Esto se entiende non abiendo landre enla garganta».

[16r]DOTRINA QUINTA

En algunas cosas sinples e conpuest[a]s que
los antigos /fallaron que con propiedad apro-
bechaban eneste tienpo.

/E enesta dolençia tiera saǵilata dixo Al Gafic que molida e
bebida en /agua aprobechaba mucho enel tienpo dela pestile'.

Mantec' dize N' Zohar: enfiuzaos /5enelia, saca toda materia
podrida. Estiercos de paloma dize N' Zohar que se /debe poner
entoda purga que se faze para el pestilénçico[149].

Orina dixo el Gale' /enla dezena desu libro *Enlas medeçinas
sinples*, que la orina delos ninios que /maman aprobecha mucho
enel tienpo dela pestilençia e que ya la bebieron alguno'
/aquien conteçió esta dolençia, e pensaron que por aquelia parte
abían /10escapado·

Alquitr[á]n dixo N' Roez, es medeçina mui noble enel tienpo pestile', /safumando conelio o oliendo lo, por que quita pu-
drçión del ayre e mundifica /los cuerpos[150].

Vinagre [dixo] Abiçena enel primero: el vinagre enel tienpo
dela /pestilençia segura sus danios comido o olido·

Queso dixo El Z[a]raví: el_queso /anejo fecho en es'[151]
enpl[a]sto sobre la landre es mui probechoso. E dixo así:
/15Díxome uno que era de confiar de su p[a]labra que entodos
los enplastos /non sofría mejor aber, locual muchas vezes abía
probado; e la manera /de cómo se faze es que tomen queso lo

---

[149] Como ya ha dicho en f. 13r.3-4: «estiércol de palomas» y f. 13r.7-8:
«ablandando con manteca de vacas». De hecho, AVENZOHAR en el *Libro
Teisir* menciona en varias ocasiones la «butiro», desde añeja a reciente,
según la edad del enfermo (1490: f. 30r).

[150] «Averroes nos indica que el aire corrupto conviene desalojarlo con
cosas apropiadas, como el costo, el incienso, la mirra y el alquitrán, que tiene
gran efecto. En esto repite a Avenzoar» (AGUIRRE DE CÁRCER 1999: 106).

[151] Esta palabra parece sobrar, pero no se ha tachado.

más anejo que podieren, e pez, partes eguales, /molidos e amasados bien e puestos sobre la landre·

Agraz [dixo] Dioscórides[152] /enla quinta de su libro[153]: el xar[o]pe que se faze del agraz aprobecha enlas /²⁰dolençias dela pestile'.

Bolarme' [dixo] Gale' enla nobena [de su libro *Enlas medeçinas sinples*]: quien lo bebe enel tienpo /dela mortandad reçibe enelio probecho e sana conelio; e elque non reçibe /conelio probecho, muere. Pareçe destas p[a]labras que aquel aquien el bolarmenic /non aprobecha, non puede sanar.

Abç: enél aprobecha enlas calenturas /dela ética o las pestilençiales con propiedad e ya se seguran muchos /²⁵de gran pestile' porque continuaron a_beber el bolarmenic en vino blanco /delgado; e elque ya tiene la calentura agüe mucho el vino elque lo tomare **[16v]**con agua rosada para que llegue su virtud al coraçón.

Agua [dize] *Alm[a]nŝur*[154] /enla dezena, enla cura dela calentura dela pestile': tener acatación /enesta calentura dar a beber agua fría e dar a beber aropes /de frutas agras estíptica' como arope de granadas e de agraz e /⁵de peras e de menbrilios e mançanas. E si non obiere cos' desto darés /a beber al doliente agua con vinagre·

Abç [dixo] enel cuarto [que la] cura dela /calentura dela pestilençia [con] el agua fría, mucha de golpe, es mucho /probechosa·

Cuerno de çierbo dizen que quemado e molido dado a beber, peso /de dos dineros, en agua rosada en sintiéndose es mucho bueno·

---

[152] Escrito *Diascórides* (דיאשקורידיש).

[153] Se refiere a la quinta parte de su libro

[154] RASIS en su libro *A Almansur* (*Kitab al-Mansur* o *Liber ad Almansorem*), Tratado décimo, capítulo XVI: «In hac igitur febre directe incedendum est aquam frigidam dando: et rob ex fructibus acetosis et stipticis: [...] ex granatis: et ex succo uve acerbe [...] si nullum [...] habeatur acetum cum aqua egris dandum est» (1497: f. 55v).

[Colofón]

/10 [155] ‏ותם תם שלבע בילאו‏ [abrev. de **Tam Tam Šébaḥ laEl bo**-**ré ‘**olam **b**aruj **A**donay le‘olam **a**mén **v**eamén ‘Completado convenientemente, alabanza a Dios, creador el mundo, bendito Adonay por siempre amén y amén’].

‏פקרא יתי לכתוב המשקלים לדעת אותם ושמותם האישקרופ׳ול הוא חצי דר‏ [‘Me gustaría escribir una lista de las medidas de peso, para conocerlas, e sus nombres son: el escrúpol es medio dr/’][156].

---

[155] ‏תם תם שלבע בילאו‏ se escribe centrado en la línea.

[156] Agradezco a Dov Cohen sus apreciaciones al propósito del desciframiento de esta frase. Parece que un anónimo escritor (su letra hebrea manuscrita difiere grandemente de la del manuscrito aljamiado) quiso hacer una relación y equivalencia de las medidas en farmacología, en general, pero solo escribió una: el *escrúpol*, que es *medio drama*, pero que justamente no aparece en este *Tratado sobre la peste*.

COMPLEMENTOS

GLOSARIO

Este *glosario* recoge todo el léxico que aparece en el texto transcrito, salvo —para no alargar en exceso— algunos términos y locuciones que no difieren en el uso del castellano estándar (*como, contra, día, noche, dolor...*), cuando no tienen significación especial, ni tampoco las derivaciones previsibles de un mismo término (ex.: *dixo < dixeron, dixe, diximos...*), salvo casos anómalos o resaltables. A cada lexema, escrito en cursiva, sigue la localización de la primera ocurrencia (folio y línea) entre paréntesis, etimología, y traducción o explicación, que puede reproducir la de algún diccionario. En determinados casos se aporta bibliografía específica por orden alfabético de autores.

Para indicar las etimologías utilizo las siguientes abreviaturas: ár. *árabe*; ár. hisp. *árabe hispano*; arag. *aragonés*, cat. *catalán*, gall. *gallego*, gr. *griego*, hb. *hebreo*, ingl. *inglés*, it. *italiano*, jesp. *judeoespañol*, lat. *latín*, occ. *occitano*, port. *portugués*, tc. *turco*. Las de los nombres se dan en singular y las de los verbos en infinitivo. Otras abreviaturas son: abrev. *abreviatura*; v. *véase*; tb. *también*; sing. *singular*. Entre paréntesis tras la entrada se recogen otras formas de la palabra incluidas en el glosario.

A

Abç, Abiçena (fols. 16r.23, 1v.24) 'Avicena'.

aber (f. 13r.13) 'haber'.

aberdádalo (f. 5v.9) (jesp. *averdadear*) 'lo controla (para ver si algo es verídico)'. DJE *averdadeár*.

aƀes (f. 6v.12) 'aves'. CORDE *abes. — montesinas* (f. 6v.13) 'aves de monte'.

Aƀén Roéŝ, An' Roez, N' Roez (fols. 3r.16, 12v.26, 16r.10) 'Averroes'.

abitaçión (f. 5v.26) 'habitación, morada'. CORDE *abitaçión*.

abténticos (f. 11v.20) 'auténticos, fidedignos, acreditados'. CORDE *abténticos*.

abtorizada, abtorizado (fols. 7r.9, 6r.22) 'autorizado, acreditado, afamado'. CORDE *abtorizada/o.*

açafrán (f. 6r.21) (ár. hisp. *azza'farán*): estigma de las flores de esta planta, usado como condimento y en medicina. CORDE *açafrán.* DETEMA *azafrán* (doc. *açafrán*). DIOSC. 32 *crocomagna.* FONT QUER 652.

acatación (f. 8v.26) 'acatamiento, atención'. CORDE *acatación.*

acçidental mente (f. 3v.3) 'accidentalmente, casualmente'. CORDE *acçidental mente.*

açelgas (f. 12r.14) (ár. hisp. *assílqa*) 'acelgas'. CORDE *açelgas.* DETEMA *acelga.* FONT QUER 73.

açetosidades (f. 12v.12) 'cualidad de acetosos, ácidos'. CORDE *açetosidad.* DETEMA *xarabe acetoso.*

açíbar (f. 13r.4) (ár. hisp. *asṣíbr*) 'acíbar, áloe'. CORDE *acibar* (predomina en textos anteriores al s. XVI), *açíbar* (en textos más modernos). D–L 9 *açivar.* DETEMA *acíbar.*

açiprés (f. 6r.19) (tb. *çiprés*) 'ciprés'. CORDE *açiprés.*

aclar, aclarar (fols. 4v.23, 3r.3) 'aclarar'. CORDE *aclar, aclarar.*

acostumre (f. 6r.25) 'acostumbre'. DÍAZ-MAS – MOTA *costumre.*

acostunbran (f. 4r.5) 'acostumbran'. CORDE *acostunbran*

acreçentar (f. 15r.4) 'aumentar'. CORDE *acreçentar.*

açuçenas (f. 15r.19) (ár. hisp. *asussána*) 'azucenas'. CORDE *açuçenas.*

açukar (f. 8v.23) (ár. hisp. *assúkkar*) 'azúcar'. — *blanco* (f. 9v.21-22). CORDE *açucar.* DETEMA *azúcar.*

adebdar (f. 5v.23) 'adeudar'. CORDE *adebdar.*

adelante (f. 1v.5) 'más allá'.

adoleçcan (f. 8v.13) 'adolezcan, enfermen'. CORDE *adoleser.* DÍAZ-MAS – MOTA *adoleçe.*

afirmaron (f. 9v.5) 'ratificaron'.

agora (f. 1r.14) 'ahora'. CORDE *agora.*

agras (f. 7r.3) (tb. *agro*) (cat. *agras*) 'de sabor ácido'. DÍAZ-MAS – MOTA *agra.*

agraz (f. 8v.11) 'fruta verde, sin madurar'. CORDE *agrás.* D–L 212 *de agraz* y 401 *jarabe y zumo de agraz.* DETEMA *agraz.* VENY *agraç* 'suc àcid de raïms verds'.

agro (f. 7r.21) (tb. *agras*) 'de sabor ácido'.

agua (f. 3r.6) 'líquido que se obtiene por infusión, disolución o emulsión de flores, plantas o frutos'. — *caliente* (f. 12v.18); — *con vinagre* (f. 16v.6); — *de agraz* (f. 14r.6); — *de azahar* (f.

9r.22): en medicina se la denomina *agua nafa* o *nafe* (lat. *aqua napba*, fr. *nafe, naffe*). DCECH *aguanafa. Dic. Aut.* 4 (1734): «NAFA. El agua artificial de la flor del azahar. Es voz provincial de Murcia. Covarr. Y Nebrixa la llaman nefa». TERREROS II, 1787: «NAFA. agua de nafa, agua de flor de naranja o de azahar»; — *de azederas* (f. 8r.15); — *de buglosa* (f. 14v.14); — *de la mar* (f. 3r.6); — *de los charcos y çenagales* (f. 3r.7); — *de lengua de buei* (f. 9r.1); — *de sumac* (f. 14r.6); — *de toronĝinas* (f. 13v.2); — *fría* (f. 13r.20); — *rosada* (f. 8r.15) 'electuario de rosas, producto de la destilación mediante vapor acuoso de pétalos de rosas machacadas y maceradas durante doce horas en doble cantidad de agua'. D–L 242 *rrosada*. DETEMA *agua* 2. DÍAZ-MAS – MOTA *agua rosada*. —*s estantías* (f. 2r.12) 'aguas estancadas'; —*s fediondas* (f. 3v.22) 'aguas hediondas'; *mala* — (f. 2r.15).

aína (f. 5v.18) 'todavía'. CORDE *aína*.

aiuda (f. 12r.13) 'ayuda, clister'. CORDE *aiuda*.

alacranes (f. 5r.6) 'escorpiones'.

alanbar (f. 9r.11) (ár. *al-anbar*, ár. hisp. *'ánbar*) (tb. *amre*) 'ámbar'. CORDE *alanbar*. LAZAR 1988: 214-215. v. *granos*.

alargar (f. 3v.12) 'prolongar'.

alcançar (f. 6r.2) 'alcanzar'. CORDE *alcançar*.

alegarlo (f. 13r.19) 'allegarlo, aproximarlo'.

alegría (f. 7v.18) 'festejo'. MINERVINI 1992, II.

algún (f. 4v.3) 'alguno'.

alhabaca (f. 6r.16) (ár. hisp. *alḥabáqa*) 'albahaca'; CORDE *alhabaca*.

alholba (f. 15v.4) (ár. hisp. *alḥúlba*) 'alholva, fenogreco'. CORDE *alholba* D–L 123 *alolvas*. DETEMA *alholva*. FONT QUER 241 *alholva*.

alinpian (f. 2r.26) 'limpian'. CORDE *alinpian*.

aljofar (f. 9v.19) (ár. hisp. *alǧáwhar*) 'aljófar, perla de forma irregular y, comúnmente, pequeña'. — *molido* (f. 13r.18): polvo de perlas triturado usado con fines terapéuticos. CORDE *aljofar*. D–L 27 *aljófar*.

allende (f. 1v.2) 'más allá de; además de'.

allí (f. 10v.13) 'en aquel lugar'.

almastic (f. 9r.19) (tb. *almástiga*) 'almáciga'. CORDE *almastic*. v. *almástiga*.

almástiga (f. 9r.10) (tb. *almastic*) (ár. hisp. *almáṣṭaka*, gr. μαστχη) 'almáciga, resina clara'. D–L 50 *almaçiga*. DETEMA.

almendra (f. 13r.7) 'fruta del almendro'. DETEMA *almendra*. FONT QUER 222 *almendro*.

almendro (f. 6r.26) 'árbol de la familia de las rosáceas'.

almiƀa (f. 13r.13) (ár. hisp. *almíba*) 'almíbar'. CORDE *almiba*.

alquitrán (f. 6r.23) (ár. hisp. *alqiṭrán* o *alqaṭrán*) 'líquido viscoso, de color muy oscuro y fuerte, que se obtiene de la destilación de maderas resinosas, carbones, petróleo, pizarras y otros materiales'.

amasado, amasada (fols. 7r.19, 8r.26).

amenudo (f. 13r.16) 'a menudo'. CORDE *amenudo*.

amonestar (f. 6v.21) 'advertir'.

amorteçimientos (f. 11r.16) 'amortecimientos, desvanecimientos'. CORDE *amortecimientos*.

amre (f. 3v.8) (cat.-arag. *ambre*) (tb. *alanbar*) 'ámbar'. DCVB – DIEC2 *ambre*. DETEMA *ámbar* (doc. *ambre*). GALLENT *ambre* (ár. *cánbar*). MAGDALENA NOM DE DÉU (1993) *ambre*. VENY *ambre*.

An' Roez (f. 12v.26): v. *Aƀén Roez*.

ánades (f. 6v.15) 'patos'.

andar (f. 5r.23) 'caminar'.

anejo (f. 16r.14) 'añejo'. v. *azeite, queso*.

angulia (f. 6v.18) 'anguila'.

animal (f. 2v.22) 'bestia, fiera'.

anio (f. 10v.19) 'año'. CORDE *anio*.

anprar(se) (f. 5r.13) 'amparar(se)'. CORDE *anprar*.

ansarones (f. 6v.15) 'ánsares, gansos'.

ansí (f. 3r.7) (tb. *así*) 'así'. CORDE *ansí*.

ansus (f. 2r.16) 'en sus'. CORDE *an sus*.

anteçesores (f. 12v.24) 'anteriores en el tiempo'. CORDE *anteçesores*.

antes (f. 1r.14) 'previamente'; *antes que* (f. 2r.17) 'previamente a'.

antigos (f. 1v.13) 'antiguos, antecesores'. CORDE *antigos*.

antigua mente (f. 8r.24) 'en el pasado'. CORDE *antigua mente*.

apareçiemiento (f. 1v.10) 'aparecimiento'. CORDE *apareçimiento*. v. *pareçer*.

apartados (f. 6v.4) 'aislados'.

apartarse (f. 7v.14) 'alejarse'.

apostemas (f. 10v.24) 'abscesos supurados'.

aprobada (f. 1v.22) 'aceptada, admitida'.

aprobechar (f. 3r.13) 'aprovechar'. CORDE *aprobechar*.

apropriada (f. 3v.5) 'adecuada'. CORDE *apropriada*.

aquel, aquella, aquelio, aquelia (fols. 1r.22, 1r.15, 11v.11, 3v.18). CORDE *aquelia.*

aquí (f. 3r.13) 'en este lugar'.

arañas (f. 5r.5) 'arácnidos'.

arayhán (f. 6r.11) (ár. hisp. *arrayḥán*) 'arrayán'. CORDE *arayhan.*

ariba (f. 5v.1) (*de ariba*) 'en lugar más alto'. CORDE *de ariba.*

aristología (f. 8r.25) (gr. Ἀριστολοχία) 'aristoloquia, planta herbácea'. CORDE *aristología.* DETEMA. FONT QUER 103-107 *aristoloquia.* QUINTANA CABANAS 230: «gr.: que ayuda a mejor parto».

arope (f. 13r.14) 'arrope, jarabe concentrado hecho con miel blanca, sustancias vegetalesy medicinales'. CORDE *arope.*

as (f. 9v.15) (hb. אש) '1.300'.

así (f. 1r.23) (tb. *ansí*) 'de este modo'; *así como* (f. 2v.12); *así mesmo* (f. 1r.21) 'asimismo'. CORDE *así mismo.*

atriac (f. 14v.11), *atriaca* (f. 2v.1) (ár. hisp. *attiryáq*) 'triaca'. CHIRINO *atriac de las quatro cosas* (f. 7v). CORDE *atriaca.* v. *triaca.*

aún (f. 6r.24) 'todavía'; (f. 7r.16) 'incluso'.

aviandar (f. 12v.8) 'aderezar los frutos y la carne para que puedan ser comidos'. DE CASTRO (1852) *aviandar* en *Biblia* de Ferrara.

axensos (f. 14r.3) 'ajenjos'. CORDE *axenso.* D–L 166 *ajenjos*, 256 *de asintios* y 410 *de ajenjos.* DETEMA *absinthio.* FONT QUER 593 *ajenjo.*

ayre (f. 1r.8) 'aire, gas que constituye la atmósfera terrestre'. CORDE *ayre.*

azahar (f. 9r.22) (ár. hisp. *azzahár*) 'flor blanca, y por antonomasia, la del naranjo, limonero y cidro'.

azederas (f. 7r.2) 'acederas'. CORDE *azederas.* DETEMA *acedera.* FONT QUER 67 *acedera.*

azeite (tb. *azete*) (ár. hisp. *azzáyt*)] — *anejo* (f. 15r.21-22) 'aceite añejo'. CORDE *azeite añejo*; — *de axensos* (f. 14r.3); — *de camm'* (f. 15v.7); — *de mançanas o de_almástiga o de murta* (f. 15r.1-2); — *rosado* (14r.9) 'aceite rosado'. D–L 246 *rrosado*: «Aceite rosado (o de rosas): preparado con pétalos de rosas rojas machacados y sumergidos en aceite de oliva mes y medio o dos meses, filtrándolo después»; — *violado* (f. 12r.15) 'aceite violado'. D–L 248 *biolado*: «Aceite violado: se preparaba con pétalos de violetas (*Viola* sp.) machacados y sumergidos en aceite de oliva durante mes y medio o dos meses, filtrándolo a continuación». v. *azete.*

azete lavado (f. 7r.8) (tb. *azeite*) 'aceite lavado'. DE SANTO ANTÓ-
NIO (1754: 354-355).

B

baço (f. 11r.22) 'bazo'. CORDE *baço*.

bastar (f. 8r.19) 'ser suficiente'.

baxa (f. 5v.26) 'baja, de poca altura'. CORDE *baxa*.

beƀer (f. 6r.6) 'beber'. CORDE *bever*.

bendito (f. 2r.4) (tb. *vendito*) 'bendito'.

berƀo (f. 4r.18) 'proverbio, aforismo'. CORDE *berbo*.

berƀo e graçia (f. 4r.25) 'verbigracia'. CORDE *verbo y graçia*.

ƀez (f. 8v.7) 'vez', v. *vez*.

biƀir (f. 11v.15) 'vivir'. CORDE *bivir*.

bien (f. 6r.25) (*es bien*) 'es bueno, está bien'.

blanca, blanco (fols. 14r.24, 7r.21): nombre del color.

bledos (f. 12r.14). *Dic. Aut.* 1 (1726): «Cierta especie de berros
silvestres muy parecidos a los ordinarios en el tamaño y forma de
la hoja. Hailos blancos y rojos», se indican en enema. DETEMA
bledo. FONT QUER prob. 79 *armuelle* (cast. *bledos moles*).

boca (f. 11r.23) 'cavidad bucal'.

bolarme' (f. 14v.10), *bolarmenic* (f. 8r.11), *bolarménico* (f. 8v.17)
(occ. *bolarmenic*) 'bol arm022énico, arcilla rojiza procedente de Ar-
menia y usada en medicina, en pintura y como aparejo en el arte
de dorar'. CORDE *bol arménico*. DCECH *bolo II*. DETEMA *bol arménico*.

bolƀer (f. 5v.19) 'volver'. CORDE *bolver*.

borajas (f. 9r.25) 'borrajas'; en conserva (f. 9v.21). CORDE *borajas*.
DETEMA *borraja*. FONT QUER 392 *borraja*. NEBRIJA *buglossatum*
> *buglossa doméstica* 'borrajes'.

braço (f. 8v.7) 'brazo'. CORDE *braço*.

buelles (f. 2v.25) (tb. *buei*) 'bueyes'.

buei (f. 8r.18) (tb. *buelles*) 'buey'. CORDE *buei*; v. *buglosa, lengua de
buei*.

buen / bueno / buena (fols. 6r.13,23, 4r.8).

buglosa (f. 14v.14) (cat. *buglosa*) 'buglosa, lengua de buey'. CORDE
buglosa. DETEMA *buglosa*. FONT QUER 393 *lengua de buey*. v.
lengua de buei.

C

cabalios (f. 2v.25) 'caballos'. CORDE *cavalio*.

cabe (f. 11v.21) (*nos cabe*) 'nos corresponde'.

cabeça (f. 14r.8) 'cabeza'. CORDE *cabeça*. —*s de rosas* (f. 13v.22-23) 'cabezas de las rosas, flores del rosal'. CORDE *cabeças de rosas*.

cabo (f. 2v.19) 'final'.

cabritos (f. 6v.14) 'crías de la cabra'.

cabsa (f. 2r.7) (tb. *cavsa*) 'causa'. CORDE *cabsa*.

caça (f. 7v.7): acción de *cazar*. CORDE *caça*.

cagüecos (f. 5r.4): quizás *cahuercos* 'carcavuezos, hoyos profundos en la tierra'. DRAE *cahuerco*.

calabaçate (f. 9r.25) 'calabazate'. CORDE *calabaçate*. *Dic. Aut. 2,* 1729: 54-55 *calabazate*: «Los pedazos de calabaza en conserva, secos y cubiertos de azúcar».

calamita (f. 13v.8) 'especie de estoraque'. *Farmacopea matritense* 51. VENY *storax calamita*.

caldo (f. 12v.8) 'sopa'.

calidat (f. 2v.8) 'calidad'. CORDE *calidat*.

caliente (f. 3r.10) 'cálido, ardiente'.

cámara (f. 12r.13) 'deposición (del vientre)'.

cámfora (f. 6r.18) (tb. *canfora*, *kanfora*) (ár. hisp. *alkafúr*, cat. *càmfora*) 'alcanfor'; CORDE *camfora*. MAGDALENA NOM DE DÉU (1993) *càmfora*. v. *canfora*.

camm' (f. 15v.7): probablemente abreviatura de 'camomila'.

canela (f. 7r.22) 'segunda corteza de las ramas del canelo'. DRAE *canelo* 3ª acep.

canfora (f. 9r.11) (tb. *cámfora*, *kanfora*) (ár. hisp. *alkafúr*) 'alcanfor'. CORDE *canfora*.

cantidad (f. 6v.11) 'cuantía, porción'.

cañaberas (f. 6r.14) 'carrizos'. CORDE *cañaveras*.

capilios de seda (f. 9v.11) 'capullos de seda'. DETEMA *capillo de seda*.

capítulo (f. 1r.1) 'sección, parte'. Ver nota allí.

caracoles (f. 6v.19): aquí referido a los — *marinos*.

carbúncalos (f. 10v.25) (tb. *carbúnculo*) 'carbuncos'.

carbúnculo (f. 15v.11) (tb. *carbúncalos*) 'carbunco'. CORDE *carbúnculo*.

carne (f. 6v.11) 'carne comestible'.

carneçerías (f. 6r.10) 'carnicerías'. CORDE *carneçería*.

carnero (f. 6v.14) 'macho de la oveja'.

casa (f. 5r.13) (tb. *morada*) 'vivienda'.

casia fístula (f. 12r.14) 'casia', corteza de árbol semejante a la canela. CORDE *casia fístula. Farmacopea matritense* 39: «*Casia lignea* y *casia fístula*». DETEMA *casia*[1] (*cassia*).

caudas (f. 4v.16): aquí sinónimo de 'faldas o colas de los astros'. CORDE *caudas*.

cavsa (f. 1r.4) (tb. *cabsa*) 'causa'. CORDE *cavsa*.

çeƀolia (f. 7r.9) 'cebolla'. CORDE *çebolla*.

çelastrales (f. 5v.13) (tb. *çelestrial*) 'celestiales'.

çelestrial (f. 5r.21) (tb. *çelastrales*) 'celestiales'. CORDE *çelestrial*. DÍAZ-MAS – MOTA *çelestrial*.

çençia (f. 2r.3) 'ciencia'. CORDE *çençia*.

çeniza (f. 15v.16) 'ceniza'. CORDE *çeniza*.

çentífica mente (f. 3r.11) 'científicamente'.

çera (f. 14r.3) 'cera'. — *blanca* (15r.23-24). CORDE *çera*.

çerejas (f. 12v.9) 'cerezas'. CORDE *cerejas de judeu* (port.)

çernido (f. 9r.13) 'cernido, separado con el cedazo'. CORDE *çernido*.

charcales (f. 3v.22) 'charquetal'.

çibdad (f. 1v.15) 'ciudad'. CORDE *çibdad*.

çibera (f. 7r.18) 'cibera', denominación generalista para todo tipo de grano. CORDE *çivera*. GUAL CAMARENA *civera*.

çidra (f. 9v.13) 'fruto del cidro'. CORDE *çidra*. D–L 205 *de corteças de çidra*. DETEMA. Font 310 *cidro*. Herrera.

çientes (f. 11v.20) 'escientes, sabios'. CORDE *çientes*.

çierƀo: v. *cuerno de çierƀo, ueso de coraçón de çierƀo*.

çierta, çierto (fols. 2v.18, 2v.23) 'cierta, cierto'. CORDE *çierta, çierto*.

çigüenias (f. 5r.9) 'cigüeñas'. CORDE *çigüeña*.

çinco (f. 3v.14) 'cinco'. CORDE *çinco*.

çiprés (f. 9r.7) (tb. *açiprés*) 'ciprés'. CORDE *çiprés*.

çitoƀal (f. 14r.15) *çitoval* o *zāranbād / zerunbād / zurunbād*, raíces de *Zingiber zerumbet* Rosc. o de *Curcuma zerumbet* Rocx. Los autores dudan de si se trata de una especie de jengibre o de cúrcuma. Se especula sobre el origen persa de esta palabra. AGUIRRE DE CÁRCER 382. FARAUDO DE SAINT GERMAIN 8, 96.

çitronat (f. 9r.25) 'confitura de cidra'. SESMA MUÑOZ 81.

clabellina (f. 10r.5) (cat. *clavellina*) 'clavellina, clavel'. v. *flor*.

claros (f. 9v.13): de color claro.

clipse (f. 4v.3) 'eclipse'. CORDE *clipse*.

cocho (f. 15v.5): part. de *cocer* 'cocido, cocinado'. CORDE *cocho*.

codornizes (f. 6v.13) 'codornices'. CORDE *codornizes*.

cofaçión (f. 9v.3) 'confacción, confección, acción de preparar determinadas cosas'. CORDE *confaçión*. DÍAZ-MAS – MOTA *cofaçionado*.

cogumrelio amargo (f. 13r.5-6) 'cogombrillo amargo'. FONT QUER 768. v. *çumo*.

Coliǵet (f. 3r.17) (tb. *Colijat*, f. 12v.26): obra de Averroes (*Kitab al-kulliyyat al-Tibb*).

coloquíntida (f. 13r.6) 'fruto de la coloquíntida, se emplea en medicina como purgante'.

començado (f. 6v.22) 'comenzado, empezado'. CORDE *començado*.

comer (f. 4r.23) 'manducar, tragar'.

como quier que, como quiera que (fols. 3r.6, 7r.6) 'comoquiera que'. CORDE *como quier que*. v. *quier*.

conbenible (f. 4r.6) 'conveniente'. CORDE *conbenible*.

conbenir (f. 5r.1) 'convenir'. CORDE *conbenir*.

conculuyeron (f. 2r.22) 'concluyeron'. CORDE *conculuyeron*.

condiçiones (f. 1r.11) 'condiciones'. CORDE *condiçiones*.

confiar (f. 16r.15) 'encomendar, esperar'.

conĝelado (f. 15r.23): aquí 'cuajado'.

congoxare (*se congoxare*) (f. 14r.5) 'se acongojara'. CORDE *se congoxare*.

congoxas (f. 11r.16) 'congojas'. CORDE *congoxas*.

conĵunta (f. 1r.5) 'conjunta, unida'.

conoçcamos (f. 4v.26) 'conozcamos, averigüemos'. CORDE *conoscamos*.

conoçer (f. 5v.15) 'conocer'. CORDE *conoçer*.

conoçimiento (f. 14v.8) 'conocimiento, discernimiento'. CORDE *conoçimiento*.

conplisión (f. 2r.19) 'complexión'. CORDE *conplisión*. DÍAZ-MAS – MOTA *complisión*.

conportar (f. 13r.21) 'comportar, sufrir'. CORDE *conportar*.

consejo (f. 8r.9) (*a consejo de*) 'por consejo de'.

consençia (f. 10r.9) 'conciencia'. CORDE *consençia*.

conserƀa, conserba (f. 9r.23,24) 'conserva, preparación alimentaria'. CORDE *conserba*.

considrar (f. 12v.13) 'considerar'. CORDE *considrar*.

consigo (f. 2r.24) (*el consigo*) 'el conseguir'.

conteçer (f. 4r.1) 'acontecer'. CORDE *conteçer*.

contino (f. 4r.14) 'continuo, continuado'. *de contino* (f. 4r.11) (tb. *decontino*) 'continuamente'. CORDE *de contino*.

continuar (f. 7r.2) 'proseguir, seguir'.

contraridad (f. 12r.6) 'contrariedad'. CORDE *contraridad*.

coraçón (f. 1v.21) 'corazón'. CORDE *coraçón*.

coral (f. 9r.7). *Dic. Aut.* 2 (1729): «Arbolillo que se cria en el centro del mar, blando y de color verde [...] útil para muchas enfermedades». BALLANO II, 1806. DETEMA. *Farmacopea matritense* 45-46.

corçoç (f. 6v.13) 'corzos'. CORDE *corços*.

cordero (f. 6v.16) 'cría de la oveja'.

cordiales: *cosas* — (f. 9r.3) 'confecciones estimulantes, vigorizadoras del corazón'; *conserƀas* — (f. 9r.23) 'conservas que tienen virtud de fortalecer el corazón'. DETEMA *cordial*.

corona de rei, corona de reï (fols. 8v.20, 15r.20) 'hierba con una hoja redonda y verde, de hojas muy finas y de rama dispersa (*Melilotus officinalis L.*)'.

coronper (f. 2v.5) 'corromper'. CORDE *coronper*.

coronpimiento (f. 1r.5) 'corrupción'. CORDE *coronpimiento*.

corta mente (f. 2v.9) 'brevemente, cortamente'.

cortar (f. 15v.14) 'seccionar, sajar'.

cortezas (f. 6r.19)] — *de mançanas o de_menbrillos o de granadas*.

corubto (f. 10v.22) (tb. *corupta, coruto*) 'corrupto'. CORDE *corrubto*.

corupta (f. 10v.8) 'corrupta'.

coruto (f. 9v.24) 'corrupto'. CORDE *corruto*.

cos' (f. 16v.5): abrev. de *costumbre*.

costante (f. 7r.21) 'tirando, decantándose, haciendo cuesta hacia'.

costelaçión (f. 2v.5) 'constelación'. CORDE *costelaçión*.

costelatiƀa (f. 1v.8) prob. 'constelativa, referido a las constelaciones'.

cozer (f. 15r.21) 'cocer, cocinar'. CORDE *cozer*.

cual que (f. 1v.16-17) 'cualquier'.

cual quier/a (f. 6v.24) 'cualquier/a'. CORDE *cual quier/a*.

cuarta, cuarto (f. 2v.6,17) 'que ocupa en una serie el lugar número cuatro'.

cuebas, cueƀas (fols. 5r.22, 5r.14) 'cuevas'. CORDE *cuebas*.

cuerno de çierƀo (f. 15r.20) 'cuerno de ciervo'. CORDE *cuerno de ciervo*. *Farmacopea matritense* 107. DETEMA *cuerno de cieruo*.

— *de unicornio* (f. 29r.5). *Farmacopea matritense* 86: «Cuerno de una ballena de Groenlandia, bastante grande [...] se llama Narwal». DETEMA *unicornio*.

culebras (f. 5r.6) 'serpientes'.

çumac (f. 14r.5) (ár. hisp. *summáq*, cat. *sumac*) 'zumaque'. CORDE *sumac*. DETEMA *zumaque*. FONT QUER 318 *zumaque*.

çumo (f. 8r.18) (prob. ár. hisp. *zúm*) 'zumo'. CORDE *çumo*. — *de azederas* (f. 8r.16); — *de cogumrelio amargo e coloquíntida* (f. 8r.20); — *de corona de rei* (f. 8v.20); — *de lengua de buei* (f. 8r.16) — *de limones o de granadas* (f. 8v.11); — *de mançanas* (f. 13r.14); — *de mienbrilios* (f. 14.18); — *de toronjas* (f. 14v.19).

cunple (f. 5v.5) (*nos cunple*) 'nos conviene'. CORDE *nos cunple*.

çurújano (f. 15v.9) 'cirujano'. CHIRINO *çurugianos* (f. 1r). CORDE *çurujano*.

D

danio (f. 1r.2) 'daño'. CORDE *danio*.

danioso (f. 7v.4) 'dañoso'.

daña se (f. 10v.20) 'dáñase'. CORDE *daña se*.

darés (f. 16v.5) 'daréis'. CORDE *darés*.

dcrm (f. 8v.17) prob. abrev. de *dracma* o *dragma*. v. *dr'*.

de caimiento (f. 11r.24-25) (tb. *decaimiento, decaïmiento*) 'decaimiento'. CORDE *de caimiento*.

de fenderon (f. 12r.2) (tb. *defendieron*) 'defendieron'. CORDE *de fender*.

decoçión (f. 12r.13) 'decocción'. CORDE *decoçión*.

decontino (f. 4r.11) ' de continuo'. CORDE *decontino*. v. *contino*.

defalleçidos (f. 12r.5) (tb. *desfalleçer*) 'desfallecidos'. CORDE *defalleçido*.

defendieron (f. 12r.4) (tb. *de fenderon*).

defensiosas (f. 14v.24) 'defensivas'.

deidad (f. 11v.16) 'divinidad'.

delgado (f. 7r.20) 'sutil, suave'; (f. 15r.6) 'de poco espesor'.

delibrar (f. 7v.22) (*se delibrar*) 'librarse'. CORDE *se delibrar*.

demasías (f. 10r.15) 'excesos'.

dende a (f. 14v.17) 'de allí a'.

dentro (f. 11r.15) (tb. *dientro*).

derecho (f. 8v.7) 'de la parte *derecha* de algo'.

deredor (f. 14r.4) (*en deredor*) 'alrededor'. CORDE *en deredor*.

desfalleçer (f. 1r.25) (tb. *defalleçidos*) 'desfallecer'. CORDE *desfalleçer*.

desmaio (f. 11r.16) 'desmayo'. CORDE *desmaio*.

despedir (f. 11v.15) 'echar, expulsar'. v. *echan*.

después (f. 2r.13) 'luego, en seguida'.

desque (f. 13r.25) 'desde el momento que'. MINERVINI 1992, II: 391 (pierde prestigio la forma en el siglo XV).

determinaron (f. 1r.13) 'acordaron, decidieron'.

dexar (f. 5v.3) 'dejar'. CORDE *dexar*.

dezena (f. 16r.7) *'décima'*. CORDE *dezena*.

dezir (f. 1v.14) 'decir'. CORDE *dezir*.

diaçitrón (f. 9v.20) 'acitrón, cidra confitada'. CORDE *diacitron*.

dibersas (f. 14r.13) 'diversas, variadas'. CORDE *dibersas*.

dibersidat (f. 2v.8) 'diversidad'. CORDE *diversidat*.

dientro (f. 11r.23) (tb. *dentro*) 'dentro'. CORDE *dientro*.

diez (f. 6v.24): número.

dine', *dinero* (fols. 10r.5, 13r.17): antigua moneda española acuñada en Castilla en el siglo XIV, mencionada como medida.

discrepar (f. 11v.26) 'disentir, divergir'.

disposiçión (f. 1v.9) 'disposición'. CORDE *disposiçión*.

dixo (f. 1v.24) 'dijo'. CORDE *dixo*.

dolencia, *dolençya* (fols. 2r.7, 3r.13) 'dolencia, achaque'. CORDE *dolençia*.

donde (f. 2r.24). No aparece *onde*.

doroniçe (f. 10r.5) 'doronice, dorónico (*Doronicum parlarianches L*.)'. FERRE – GARCÍA 41.

doze (f. 8v.23) 'doce'. CORDE *doze*.

dr' (f. 9r.15), *dra'* (f. 9r.11), *dram* (f. 8v.17) abrev. de *dracma* o *dragma* (gr. δραχμή) 'dracma', medida de peso equivalente a 3,205 gr. *Dic. Aut.* 3 (1732) *drachma*: «Cierto peso o medida que contiene tres escrúpulos y está reputada por la octava parte de una onza». DETEMA. DJE *dráma*. QUINTANA CABANAS 586: «moneda griega de plata, también usada entre los romanos, casi equivalente a un denario». v. *dcrm*.

dubdar (f. 3r.20) 'dudar'. CORDE *dubdar*.

dulçes (f. 7r.14) 'dulces, de sabor dulce'. CORDE *dulçe*.

E

e (f. 1r.5) 'y', conjunción. CORDE *e*.

echan (f. 7r.12) 'expulsan, hacen salir'. v. *despedir*.

egual (f. 8r.25) 'igual'. — *mente* (f. 7r.18) 'de manera igual'. CORDE *egual, egual mente*. DÍAZ-MAS – MOTA *egual*.

egualarse (f. 3r.26) 'equipararse, emparejarse'. CORDE *egualarse*.

egualdad (f. 2r.5) 'igualdad'. CORDE *egualdad*.

encomendado (f. 15v.9) 'pedido, solicitado'.

encómo (f. 1r.10) 'de qué manera'; *encomo* 'del modo que'. CORDE *encomo*.

ençendida (f. 6r.26) 'encendida, prendida'. CORDE *ençendida*.

ençenso, ençienço, ençienso (fols. 13v.25, 13r.23, 4r.19) 'incienso'. CHIRINO *encienso* (f. 7v). CORDE *ençenso, ençienço, ençienso*.

ençima (f. 13r.22) 'encima, en lugar superior'. CORDE *ençima*.

encorporado (f. 14r.3) 'incorporado'. CORDE *encorporado*.

ende (f. 14r.26) (*por ende*) 'por eso'. CORDE *por ende*.

endibia (f. 8v.21) 'chicoria de jardín'. BALLANO II, 392 *chicoria 2*. DETEMA. D–L 202 *endiuia*. *Dic. Aut.* 3 (1732): «Hierba bien conocida, de que hay dos especies, una hortense y otra salvaje [...] De la hortense la una diferencia tiene las hojas muy anchas, y es muy semejante a la lechuga, y a esta especie se le da comúnmente el nombre de endibia. La otra especie u diferencia tiene las hojas angostas, y es amarga al gusto». QUINTANA CABANAS 2.843: «gr. *éndiba*: escarola».

endreçar (f. 5r.12) 'enderezar, encauzar'. CORDE *endreçar*. DÍAZ-MAS – MOTA *endreçar*.

enebre (f. 6r.26) 'enebro'. v. *enebros*.

enebros (f. 6r.12) (tb. *enebre*) 'enebros'.

enfermo (f. 12r.19) 'paciente'.

enfermedad (f. 15v.21) 'afección, dolencia'.

enfiuzaos (f. 16r.4) (jesp. *enfiuzar*) 'confiaos'. CORDE *enfiuzar*.

enĝendran (*se enĝendran*) (f. 7v.25) 'se engendran'.

enesta (f. 8r.25) 'en esta'. CORDE *enesta*.

eneste (f. 8r.13) 'en este'. CORDE *eneste*.

enestos (f. 8v.2) (tb. sing. *en esto*) 'en estos'. CORDE *enestos*.

ennegreçer (f. 15r.4) 'volverse negro'. CORDE *ennegreçer*.

enplasto (f. 15v.3) 'emplasto'. CORDE *enplasto*.

entender (f. 5v.7) 'comprender'.

entençión (f. 1r.12) 'intención'. CORDE *entençión*.

entera mente (f. 11v.7) 'de manera completa'. CORDE *entera mente*.

enterar (f. 3v.24) 'enterrar'. CORDE *enterar*.

entra, entre (fols. 1r.20, 6r.3) 'entre, de manera interior'.

entrar (f. 2r.3) 'penetrar'.

enxundia de porco (f. 15v.7) 'enjundia o gordura de puerco'. CORDE *enxundia* y *porco.*

erisipelas (f. 10v.25) 'inflamaciones microbianas en la dermis'. *Dic. Aut.* 3 (1732): «Inflamación y encendimiento, producido de la sangre extravenada entre el cutis y la carne. Comúnmente se llama disípula, o isípula. Covarr. la llama erisipula. Es del griego *erysipela*». QUINTANA CABANAS 759: «enfermedad aguda febril y contagiosa, caracterizada por una inflamación difusa de la piel y de las membranas mucosas».

ermitanios (f. 6v.4) 'ermitaños'. CORDE *ermitanio.*

escabiosa (f. 14v.14) 'planta herbácea, de la familia de las dipsacáceas, empleada antiguamente en medicina'. VENY *escabiosa.*

escalentando (f. 8v.10) 'calentando, pasando del frío de la noche al sol de la mañana'. CORDE *escalentando.*

escorilio (f. 6r.13) prob. 'escorillo'. CORDE *escorillo del Jordán* (*Biblia ladinada* ca. 1400).

escribtos (f. 13.19) 'escritos, inscritos'. CORDE *escribtos.*

escrúpol (colofón) (cat. *escrúpol*) 'escrúpulo', medida de peso antigua, utilizada en farmacia y equivalente a 24 granos, o sea 1198 mg.

escusar (f. 1v.18) 'evitar'. CORDE *escusar.*

eserçiçio (f. 7r.23) 'ejercicio'. — *dela caça* (f. 7v.7) 'cacería'; — *delas mujeres* (f. 7v.5) eufemismo por 'mantener relaciones sexuales'. v. *mujeres.*

esfuerçan (f. 8v.14) (tb. *refuerçan*) 'refuerzan'. CORDE *esfuerçan.*

esmeralda (f. 9v.19) 'piedra fina, gema transparente muy apreciada'. D–L 31 *esmeraldas. Farmacopea matritense* 51-52. DETEMA.

espadania (f. 13r.4) 'planta herbácea de la familia de las tifáceas'.

espeçia (f. 2v.18) (tb. *espeçya*) 'especie'. CORDE *espeçia.*

espeçial (f. 14v.21) (tb. *espeçyal*) 'especial'. CORDE *espeçial. espeçial mente* (f. 15r.15) 'de modo especial'. CORDE *espeçial mente.*

espeçieros (f. 10r.9) 'especieros, hombres que preparaban y expendían medicinas'. CORDE *espeçiero.*

espeçya (f. 2v.22) (tb. *espeçia*) 'especie'. CORDE *espeçia.*

espeçyal (f. 2v.11) (tb. *espeçial*) 'especial'. CORDE *espeçial. espeçyal mente* (f. 5v.16). CORDE *espeçial mente.*

espeso (f. 15r.24) 'consistente'.

espicanarde, espicanardi (fols. 13v.7, 9r.10) (cat. *espicanard*, lat. *spica nardi*) 'espicanardo'. CORDE *espicanarde*. RAAB 45.

espodio (f. 8v.17): hollín de la hornaza de cobre, aunque puede hacerse también de plomo, oro y plata; en las boticas sustituyen el espodio por antiespodio hecho de marfil muy quemado. CORDE *espodio*. D–L 49: «Espodio: óxido de cinc, similar a la atutía, pero más denso. Es un producto que se forma en los hornos de cobre. También recibía este nombre el marfil calcinado». DETEMA. GUAL CAMARENA *espodio*. QUINTANA CABANAS 2.448: «óxido de cinc obtenido por sublimación».

esprimido (f. 15r.23) 'exprimido'. CORDE *esprimido*.

esprito (f. 1v.9) 'espíritu'. CORDE *esprito*.

estender (f. 11v.12) 'extender'. CORDE *estender*.

esticados (f. 13r.4) 'sticados, cantueso (*Lavandula stoechas L.*)'. CORDE *esticados*. DCVB, ant. 'cierta planta medicinal' «I libra flor de *sticados*». FERRE – GARCÍA 28. FRAGO 432.

estiércol de palomas (f. 13r.3-4) (tb. *estiercos de paloma*). CORDE *estiércol de palomas*.

estiercos de paloma (f. 16r.5) (tb. *estiércol de palomas*) 'estiércol de paloma'. CORDE *estiercos*.

estima (f. 2r.26) 'aprecio, afecto'.

estíptica' (f. 16v.4): *estípticas*, que tienen la virtud de astringir.

estobiere, estobieren (fols. 4v.11, 4v.4) 'estuviere'. CORDE *estobiere, estoviere*.

estonçe (f. 15v.11) (tb. *estonçes*) 'entonces'. CORDE *estonçe*.

estonçes (f. 5r.17) (tb. *estonçe*) 'entonces'. CORDE *estonçes*.

estorac (f. 6r.15) (cat. *estorac*) 'estoraque'. BOS – MENSCHING 2011 (*storac*). CHIRINO *estoraque* (f. 7v). CORDE *estorac*. *Farmacopea matritense* 51. MAGDALENA NOM DE DÉU (1993).

estormentes (f. 7v.19) 'instrumentos'. CORDE *estormentes*.

estremos (f. 15v.25) 'extremos', por brazos y piernas de una persona. CORDE *estremos*.

estrologal (f. 3v.10) 'astrologal'. CORDE *estrologal*.

estrología (f. 4v.6) 'astrología'. CORDE *estrología*.

estrólogo (f. 4r.18) 'astrólogo'. CORDE *estrólogo*.

exprimentadores (f. 2v.9) 'experimentadores'. CORDE *exprimentar*.

F

fabla (f. 11v.14) 'habla, lengua'. CORDE *fabla*.

fablar (f. 3r.15) 'hablar'. CORDE *fablar*.

fallar (f. 2r.18) 'hallar'. CORDE *fallar*.

faltar (f. 10r.17) 'escasear'. No se usa *mancar*.

fanbre (f. 6v.8) 'hambre'. CORDE *fanbre*.

fasta (f. 6v.24) 'hasta'. CORDE *fasta*.

faxa (f. 14r.5) 'faja'. CORDE *faxa*.

faze (f. 6r.4) 'hacia, en dirección a'.

fechas (f. 8v.18) 'hechas'. CORDE *fechas*.

fediondo (f. 2r.13) 'hediondo'. CORDE *fediondo*.

fen (f. 1v.4) (ár.) 'tratado o sección de un libro'.

ferbido (f. 14r.2) 'hervido'. CORDE *fervido*.

ferido (f. 7v.21) 'herido'. CORDE *ferido*.

ferir (f. 3r.26) 'herir'. CORDE *ferir*.

festinosa (f. 11v.18) (arag. *festinosa*) 'apresurada'. CORDE *festinosa*.
   PÉREZ MARTÍN 74.

fiero (f. 15v.14) 'hierro'. CORDE *fiero*.

fígado (f. 7r.5) (tb. *hígado*) 'hígado'. CORDE *fígado*. DCECH *hígado*.
   DETEMA *fígado*. DJE *fégado*.

figos (f. 7r.11) 'higos'. CORDE *figos*.

filosof (f. 3v.9) 'filosofía'. *filósofos* (f. 2r.9).

flaqueza (f. 7v.25) 'fragilidad'.

flor (f. 10r.5) 'brote de muchas plantas'. — *de borajas* (f. 12r.20); —
   de clabellina (f. 10r.5).

fluso (f. 11r.16) 'flujo'. CORDE *fluso*.

fojas (f. 6r.14) 'hojas'. — *de paras, o de cañaveras o de tamarîs* (f.
   6r.14); — *de arayhán* (f. 9r.5-6). CORDE *fojas*.

fondas (f. 5r.18) 'hondas'. CORDE *fondas*.

foranas (f. 5r.4) 'foráneas, externas'. CORDE *foranas*.

forma (f. 2v.11) 'aspecto'.

frente (f. 14r.8) 'parte superior de la cara'.

fría (f. 4v.22) 'freca, gélida'.

frío (f. 2r.20) 'frescura, frialdad'.

frior (f. 4v.25) 'frío'.

friura (f. 11r.25) 'frialdad'. CORDE *friura*. GARCÍA-LOMAS 176.

fuego (f. 9r.14) 'llama, brasa'.

fuera (f. 11r.15) (*de fuera*) 'del exterior, de afuera'.

fumosidad (f. 2r.3) 'humosidad'.

G

gallinas (f. 2v.25) 'aves domésticas'.

ganados (f. 10v.20) 'conjunto de bestias que se apacientan y van juntas'.

garbanços (f. 8r.16), *garƀanços* (f. 12v.9) 'garbanzos'. — *negros o blancos* (f. 12v.9); como medida (f. 8r.16). CORDE *garbanço*. DETEMA *garbanzo*. FONT QUER 260 *garbanzo*.

garganta (f. 10v.13) 'gaznate, cuello'.

gárico (f. 13r.4) 'agárico' (gr. ἀγαρικόν) 'hongo agaricáceo', ecrescencia fungosa del tronco y ramas de ciertos árboles, como alarces, cedros, etcétera; se indica como purgante. *Farmacopea matritense* 21. DETEMA. FONT QUER 7 *agárico blanco*. QUINTANA CABANAS 23.

gasta (f. 6v.3) 'consume'; *gastarse* (f. 15r.22) 'consumirse'.

ĝençiana (f. 8r.25) (cat. *genciana*) 'genciana, planta vivaz de la familia de las gencianáceas, que se usa en medicina como tónica y febrífuga'. CORDE *genciana*. MAGDALENA NOM DE DÉU (1993) *genciana*.

general mente (f. 6v.13) 'de manera general'. CORDE *generalmente*.

ĝenĝibre (f. 10r.5) 'jengibre'. CORDE *gengibre*.

ĝerenaçión (f. 1v.2) 'generación'. CORDE *gerenacion*.

girofle, *ĝirofle* (fols. 9r.10, 13v.7) 'clavos de especia', frutos del clavero. CORDE *girofle*.

glasa (f. 6r.20): especie de goma. CORDE *glasa*.

goma arábi' (f. 13v.25) 'goma arábiga'. *Dic. Aut.* 4 (1734): «Licor o jugo que se exprime de la simiente, hojas y fruto de un arbusto espinoso llamado acacia, el cual es muy útil en Medicina. [...] La goma de la espina egypciaca, llama Serapión *goma arábiga*». DRAE: «La que producen ciertas acacias muy abundantes en Arabia». *Farmacopea matritense* 54. DETEMA: «Goma de la acacia egipcia».

gómito (f. 11r.5) 'vómito'. CORDE *gómito*.

graçia (f. 9v.6) 'gracia'. CORDE *graçia*. v. *berƀo e graçia*.

gran (f. 2r.21) 'grande'.

grana (f. 13r.24) 'paño fino usado para las fiestas'. v. *panio*.

granadas (f. 6r.19) 'frutos del granado'. — *agras o dulçes* (f. 13r.15).

granos (f. 8v.15) 'semillas, cereales'. — *de alanbar* (f. 9v.11-12); — *de trigo* (f. 9v.12).

guardando (f. 12v.22) 'vigilando'.

guarden (f. 15v.26) 'tengan cuidado'.

güeƀo (f. 15v.7) 'huevo'. CORDE *güebo, güevo.* v. *iema.*

guisa (f. 4r.5) 'modo, manera'.

guisada (f. 6v.23) 'guisada, cocida'.

gul (f. 2v.23) (ingl. *gull*) 'gaviota' (?).

H

hígado (f. 12r.16) (tb. *fígado*).

hinchendo (f. .6v.9) 'llenando'.

I

ibierno (f. 6r.21) (tb. *inbierno*) 'invierno'. CORDE *ibierno.*

içquierdo (f. 8v.7) 'izquierdo'. CORDE *isquierdo.*

iema (f. 15v.7) 'porción central del huevo'. CORDE *iema.* — *de güeƀo* (f. 15v.7) 'yema de huevo'.

inbierno (f. 4v.20) (tb. *ibierno*) 'invierno'. CORDE *inbierno.*

indibido (f. 11v.17) 'individuo'. CORDE *individo.*

infeliçionado (f. 10v.4) prob. 'infeccionado, infectado'.

inforismos (f. 12v.6) 'aforismos'. CORDE *inforismo.*

infortuna (f. 4v.7) 'influjo adverso de los astros'. Véase nota en f. 4v.4.

ingle (f. 10v.9).

inoramos (f. 5r.21) 'ignoramos'. CORDE *inoramos.*

inpresión (f. 1r.16) 'impresión'. *Dic. Aut.* 4 (1734): «En la Astrología: vale la calidad de qualquier cuerpo astral o elemental que se passa y se comunica a otros, produciendo en ellos algún efecto, o causando alguna alteración. Vale casi lo mismo que Influéncia».

interiorios (f. 6r.11) prob. 'interiores', aquí por 'intestinos' o 'vísceras'.

io (f. 15r.13) 'yo. CORDE *io.*

J

jargonça (f. 9v.19) 'jargonza, silicato de circonio'. CORDE *jargonça.*

jasa (f. 15r.6) 'sajadura'. CORDE *jasa.*

jasar (f. 15r.3) 'jasar, sajar'. CORDE *jasar.*

jazmines (f. 6r.13) (ár. hisp. *yas[a]mín*) 'flores del jazmín'.

judió (f. 3r.15) 'judío'. CORDE *judió.* DíAZ-MAS – MOTA *judió, judió.*

138

juegos (f. 7v.18) 'juegos'.

julep (f. 8v.23) (cat. y occ. *julep*) 'julepe'. ALCANYÍS *julep, iulep*. BALLANO V, 284 *julepe*: «especie de mixtura muy diluida y líquida, clara y transparente [...] El nombre de julepe tiene origen de una palabra persiana, que significa poción dulce: la palabra *julebi* de los árabes se aplica á los xarabes». BOS – MENSCHING 2011: 50 *(julep)*. CORDE *julep*. DCVB *julep*. DE LA FUENTE 82: «Avicena llamò Iulep al que se haze con agua, açucar, y agua rosada. Mesue en su Suma primera, Tratado 6. Libro 5 tiene por Iulep el que se faze con agua, y açucar tan solamente». DETEMA *julepe* (doc. *julep*).

juntar (f. 9r.3) (*a se juntar*) 'a juntarse'.

Júpiter (f. 4v.3) 'Júpiter', el planeta.

K

kanfora (f. 8v.22) (tb. *canfora, camfora*) 'alcanfor'. v. *canfora*.

L

labdano (f. 6r.20) 'láudano'. CORDE *labdano*. DETEMA *labdano*. D‑ L 70 *laudano*: «Láudano: medicamento compuesto de vino, opio, azafrán y otros simples». HERNÁNDEZ DE GREGORIO I, 363.

lagartiznas (f. 5r.6) prob. 'lagartijas'.

lanpazos (f. 7r.4) 'lampazos'. CORDE *lanpazos*.

lanprea (f. 6v.19) 'lamprea'. CORDE *lanprea*.

lantejas (f. 7r.6) 'lentejas'. CORDE *lantejas*.

larga mente (f. 2v.6) 'ampliamente'. CORDE *larga mente*.

laurel (f. 6r.27) 'árbol siempre verde de la familia de las laureáceas'.

lebadura (f. 15v.6) 'levadura'. CORDE *lebadura*.

lebaban (f. 15r.14) 'llevaban'; CORDE *lebaban*.

lebando (f. 11v.22) 'llevando'. CORDE *lebando*.

lebaré (f. 4v.1) 'llevaré'; CORDE *lebaré*.

leche ázida (f. 7r.4) 'leche ácida'.

legará (f. 1r.26) 'llegará'. CORDE *legará*.

lengua de buei (f. 8r.18) 'buglosa, lengua de buey', se indica en zumo (f. 8r.18) y en conserva (f. 9r.25). CORDE *lengua de buei*. DETEMA *buglosa*. FONT QUER 393 *lengua de buey*. v. *buglosa*.

letuario (f. 9v.23) (tb. *letubario*) 'electuario'. BAUMÉ III, 1793: 50: «Los electuarios son de dos especies, blandos y sólidos. A estos últimos también se les da el nombre de *tabletas* por razón de su consistencia seca y firme». QUINTANA CABANAS 1.400: «medicamento que se chupa o relame».

letuƀario (f. 9v.4) 'electuario'. v. *letuario*.

libra (f. 8v.22): medida de peso que varía según la región donde se emplea.

libro (f. 1r.1) 'ejemplar, volumen'.

liebdo (f. 7r.18) 'leudo, fermentado'. CORDE *liebdo*.

liebres (f. 6v.14) 'mamíferos del orden de los lagomorfos'.

ligna aloe (f. 6r.19) (tb. *ligna loe*) 'lignáloe'.

ligna loe (f. 6r.19) (tb. *ligna aloe, ligno loe*) 'palo (o leño) de áloes'. *Farmacopea matritense* 20-21: «agaloco, palo de aloes ó xiloaloes». JOURDAN III, 1829: 365: «*Leño de Calambac, Leño de Calenbouc; Lignum agallochum, Xiloaloes, Lignum Agallochi veri.* Este leño es nudoso, muy pesado, compacto, untoso y casi enteramente compuesto de resina [...]. Su olor es balsámico y fuerte y su sabor amargo [...]. Se atribuye a la *Excaecaria Agalloca* L. árbol de la Conchinchina [...]. Es tónico y excitante». PALACIOS 326 *ligni aloes*.

ligno loe (f. 9v.10) 'lignáloe'. v. *ligna loe*.

lima (f. 12v.10) 'fruto del limero'. DETEMA *lima*[1].

limadura: v. *marfil*.

limón (f. 7r.3) (ár. hisp. *la*[y]*mún*) 'fruto del limonero'.

lirio (f. 6r.16) 'planta herbácea'.— *cádreno* (f. 15r.18) 'lirio cárdeno'. DIOSC. 12.

loar (f. 9v.3) 'alabar, adular'.

loco (f. 11v.6) 'demente, perturbado'.

luego (f. 10r.18) 'después, posteriormente'.

lugar (f. 1v.16) 'sitio o paraje'.

M

madre (f. 1v.19) 'mamá'.

madronio (f. 8r.16) 'fruto del madroño'.

maior (f. 1r.13) 'mayor'. CORDE *maior. maior mente* (f. 4v.4) 'mayormente'. CORDE *maior mente*.

majado (f. 15v.5) 'machacado'.

mal (f. 6v.5) 'enfermedad, dolencia'.

mal, mala, malo (fols. 2r.23, 2r.12, 3v.20) 'nocivo, dañino'.

malenconía (f. 7v.15) (gr. μελαγχολία > lat. tardío *melancholĭa* 'atrabilis') 'melancolía, tristeza, pena'. CORDE *malenconía*.

malencónico (f. 7v.16) (gr. μελαγχολικός > lat. tardío *melancholĭcus* 'atrabilioso') 'melancólico, taciturno, afligido'. CHIRINO *malenconica* (f. 29v). v. *umores*.

malvariscos (f. 12r.14) 'malvaviscos'. CORDE *malvariscos*.

mançanas (f. 13r.14) 'manzanas'. CORDE *mançana*. DETEMA. FONT QUER 215 *manzano*. — *oledoras* (f. 7r.15) 'manzanas que desprenden olor'.

mançanilia (f. 15r.20) 'manzanilla', se indica en ungüento (f. 14r.7). DETEMA. FONT QUER 584.

mandar (f. 8r.10) 'ordenar'.

manera (f. 2r.22) 'modo'; 'modales' (f. 5v.7).

maniana (f. 6v.9) (tb. *mañá*) 'mañana'. CORDE *maniana*.

manifesto (f. 14v.4) 'manifiesto, patente'. CORDE *manifesto*.

mano (f. 14r.4) 'parte del cuerpo humano'. *Por* — *de* (f. 15r.14) 'por medio de'. *En* — *de* (f. 15v.12) 'al cuidado de'.

mansa mente (f. 12r.19) 'despacio, lentamente'. CORDE *mansa mente*.

manso (f. 15r.22) 'suave'.

mantenimiento (f. 2r.2) ' sustento'.

mañá (f. 8v.10) (tb. *maniana*, *mañana*) 'mañana'. CORDE *mañá*.

mañana (f. 10r.7) (tb. *mañá*, *maniana*) 'parte del día entre el amanecer y el mediodía'.

Mares (f. 4v.11) 'Marte', prob. apócope de *Marte* y *Ares* (dioses romano y griego de la guerra) que dieron nombre al planeta Marte y al Martes, día de la semana (*Marti Dies*). CORDE *Mares*. DETEMA *Mares*.

marfil 'materia dura, compacta y blanca de la que están formados los dientes de los mamíferos'. *limadura de* — (f. 9v.12). CORDE *limadura de marfil*.

martín (f. 2v.23) prob. 'martín pescador', ave ribereña.

mas (f. 6v.11) 'pero, sin embargo'.

más (*las más*, *los más*) (fols. 3r.13, 12r.3) 'la mayor parte'.

matar (f. 2v.11) 'ejecutar, sacrificar'.

materia (f. 1v.25) 'realidad perceptible'; (f. 8v.3) 'tema'; (f. 10r.17) 'sustancia que se expulsa del cuerpo'.

material (f. 2r.19) 'natural, palpable'; (f. 8r.24) 'elemento, componente'.

mca (f. 15r.21): probable abreviatura por *micada 1* (hb. *mi* o *me* 'de', *a* = *álef* = 1) 'de cada 1 (uno)', fórmula que emplea usualmente para dar las cantidades.

meçclado (f. 6r.12) 'mezclado'. CORDE *mesclado*.

meçclar (f. 8r.19) 'mezclar'. CORDE *mesclar*.

medeçina (f. 11v.9) 'medicamento'. CHIRINO *medecina* / *medicinas* (f. 3r). CORDE *medeçina*. DETEMA *medicina* 2. No aparece *melezina*.

medeçina (f. 1r.12) 'conjunto de conocimientos y técnicas aplicados a la prevención, diagnóstico y tratamiento de las enfermedades humanas y, en su caso, a la rehabilitación de las secuelas que puedan producir'. CORDE *medeçina*. DETEMA *medicina* 1.

mediana mente (f. 6r.3) 'de manera mediana'. CORDE *mediana mente*.

mejor (f. 5r.13) 'preferible'.

melones (f. 10r.2) 'frutos del melón'. DETEMA.

menbrilios (f. 6r.19) (tb. *mienbrilios*) 'membrillos'.

menester (f. 8v.19) 'necesidad'; (*a menester*) (f. 8v.16) 'necesita'.

menores (f. 9v.16) 'inferiores'.

mente] v. *acçidental, antigua, çentífica, corta, egual, entera, espeçial, espeçyal, general, larga, maior, mansa, mediana, natural, presta, primera, prinçipal, propia, sola, sustançial, sustançyal, unibersal*.

meolio (f. 10r.18) 'meollo, seso'.

mes (f. 8r.20) 'cada uno de los doce períodos del año'.

mesmo, mesma (fols. 1r.18, 9v.9) 'mismo'. CORDE *mesmo, mesma*.

meter (f. 1v.20) 'poner'.

metridat (f. 8r.11) (cat. *metridat*) 'mitridato', electuario compuesto de gran número de ingredientes, que se usó como remedio contra la peste, las fiebres malignas y las mordeduras de los animales venenosos; antecedente de la triaca. MAGDALENA NOM DE DÉU (1993) *matridat*. VENY *metridatum*.

miel (f. 8r.26) 'sustancia viscosa, amarillenta y muy dulce que producen las abejas'.

mienbrilios (f. 14v.18) (tb. *menbrilios*) 'membrillos'.

miera (f. 8r.25) 'aceite espeso, muy amargo y de color oscuro, que se obtiene destilando bayas y ramas de enebro. Se emplea en medicina como sudorífico y depurativo, y lo usan regularmente los pastores para curar la roña del ganado'. *Dic. Aut.* 4, 1734: «El aceite de enebro, de que se sirven regularmente los pastores para curar la roña del ganado».

mira (f. 6r.20) 'mirra, gomorresina'.

mirare (f. 15r.11) 'observare'.

miraclosas (f. 9v.4) 'miraculosas, milagrosas'. CORDE *miraclosa*.

mobimiento (f. 1v.3) 'movimiento'. CORDE *mobimiento*.

molida, molido (fols. 15v.19, 9v.21) 'triturada/o'. v. *aljofar* .

montes (f. 5r.19) 'montañas'.

morada (f. 5v.11) (tb. *casa*) 'vivienda, casa'.

morados (f. 6r.16) prob. 'frutos de árboles de mora'.

morar (f. 5r.4) 'residir'.

moras (f. 14r.7) 'frutos del moral'. — *secas* (f. 13v.25).

morir (f. 5r.7) 'fallecer'.

mortandad (f. 16r.20) 'peste'.

mostrar(*se*) (f. 4v.5) 'probar(se, demostrar(se)'

mudança (f. 3v.8) 'mudanza, variación, cambio'. CORDE *mudança*.

mudar(*se*) (f. 4v.25) 'alterar(se), invertir(se)'.

muebe, mueħe (fols. 7v.16, 15r.7) 'mueve, agita'. CORDE *muebe*.

muérdago 'planta parásita, siempre verde, de la familia de las lorontáceas, que vive sobre los troncos y ramas de los árboles'. — *de robre* (f. 9v.18) 'muérdago que anida en el roble'.

muerte (f. 2r.15) 'defunción, óbito'.

muerto (f. 6v.25) 'extinto'.

mui (f. 2r.21) 'muy'. CORDE *mui*.

mujeres (f. 7v.5). *continúan mucho con* — (f. 7v.24-25) 'tienen relaciones sexuales recurrentemente'. v. *eserçiçio*.

multripican (f. 5r.7) 'multiplican'.

mundo (f. 1r.11) 'orbe'.

murta (f. 15r.2) (cat. *murta*) 'mirto, arrayán'. CORDE *murta*. DETEMA. FONT QUER 275 *arrayán*. MAGDALENA NOM DE DÉU (1993).

musc (f. 9r.11) (fr. *musc*) 'musco, almizcle', sustancia segregada por las dos glándulas ventrales que tienen los machos del almizclero. D–L 4 *almizcle*. DETEMA *almizcle*.

N

N' Roez (f. 16r.10): v. *Aħen Roez*.

N' Zohar (f. 2r.1) 'Abenzoar'. v. índice de autores mencionados.

naçer (f. 1v.21) 'nacer'. CORDE *naçer*.

nariz (f. 14v.3) (*pico de la nariz*, f. 14v.3) 'punta de la nariz'. CORDE
   pico de la nariz.
natural mente (f. 4r.3) 'espontáneamente'. CORDE *natural mente*.
naturela (f. 5r.9) (fr. *naturelle*) 'natural'.
neçeçarias (f. 1r.11) (tb. *neseçario*) 'necesarias'. CORDE *neçeçario*.
neçesidad (f. 7v.12) 'necesidad'. CORDE *neçesidad*.
negro (f. 11v.3): color. Nunca se usa *preto / prieto*.
neseçario (tb. *neçeçario*) (f. 1r.11) 'necesario'.
ningún, ninguno (fols. 2r.17, 1v.17): denota inexistencia.
ninios (f. 7v.26) 'niños'. CORDE *ninios*.
noche (f. 4v.17) 'parte del día entre la puesta del sol y el amanecer'.
nombre (f. 2r.18) (tb. *nomre*) 'denominación'.
nomre (f. 11v.21) (tb. *nombre*) 'alias, apelativo'. CORDE *nomre*.
no_me_le_tanjar (lat. *noli me tangere*) 'no me toques'. Ver nota en f.
   15v.13.
noƀena (f. 7v.19) 'nona, novena'. CORDE *nobena*.
notorio (f. 1v.1) 'noto, sabido'.
nueba, nueƀa (fols. 10r.1, 9v.13) 'nueva'. CORDE *nueba*.
nuebe, nueƀe (fols. 13r.4, 10r.5) 'nueve'. CORDE *nuebe*.
nuez 'fruto que dan algunos árboles y que, por naturaleza de su peri-
   carpio, se asemeja a la nuez'. — *de çiprés* (f. 9r.7); — *moscada* (f.
   10r.3) seguramente 'nuez moscada común, *Myristica fragrans*'; —
   india (f. 10r.3) 'anacardo'.
nuziente (f. 3v.16) 'nuciente, dañante'. CORDE *nuziente*. DÍAZ-MAS –
   MOTA *noçir*.

O

oƀeja (f. 16v.16) 'oveja'. CORDE *obeja*.
obrador, obradora (fols. 1v.15, 1v.12) 'que obra, que actúa'.
ocha', ochabo (fols. 14v.12, 13r.6) 'octavo', medida de cantidad por
   respecto a la antigua moneda española de cobre. CORDE *ochabo*.
ocho (f. 6v.24): número.
ocsizacra (f. 13r.7) 'oxizacre'. CORDE *oxizacra*. *Dic. Aut.* 5 (1734):
   «Salsa que se hace de agrio, con leche, miel o azúcar». DETEMA
   oxizácara: «Oxisácaro, composición de vinagre y azúcar». D-L
   oxizatra: «Oxizacre. Aixarop de magrana». QUINTANA CABANAS
   1.834, no recoge la variante.
ombre, ome, omres (fols. 2v.18, 2v.26, 10v.21) 'hombre(s)'. CORDE
   ombre, ome, omre.

onbligo (f. 14r.4) 'ombligo'. CORDE *onbligo*.

onç', onça, onça' (fols. 9r.6, 8v.21, 9r.14,) 'onza(s)'. CORDE *onça*.

opositas (f. 6r.6) 'contrarias'. CORDE *opositas*.

oras (f. 6v.24) 'horas'. CORDE *oras*.

ordenar (f. 2v.3) 'mandar'.

orental (f. 6r.5) 'oriental'.

orina (f. 11r.18) 'líquido excrementicio'.

oro (f. 13r.18): v. *panes de oro*.

ortigas negras (f. 13r.5) sing. '*Perilla frutescens*', recibe los nombres vulgares de perilla, ortiga negra, menta púrpura, planta bistec, albahaca japonesa y shiso.

otro sí (f. 5r.8) 'además'. CORDE *otro sí*.

P

paçen (f. 10v.21) ' pacen'. CORDE *paçen*.

paloma (f. 16r.5) 'palomo, ave domesticada'. v. *estiércol/estiercos*.

palominos (f. 6v.17) 'pollos de palomas silvestres'.

pan (f. 6v.10) 'hogaza'.

pançençia (f. 2v.2) 'paciencia'.

panes de oro (f. 13r.18) 'láminas muy finas de oro', algunos medicamentos, especialmente las píldoras, se envolvían en ellas.

pánpanos (f. 7r.4) 'pámpanos'. CORDE *pánpanos*.

panio (f. 14r.8) 'paño, trozo de tela'. — *de grana* (f. 13r.24) 'paño fino de cierta calidad'; — *de lino* (f. 13v.4) 'paño fino de cierta calidad'. CHIRINO *paño de lino* (f. 27r) y *paño de escarlata de grana* (f. 8r). CORDE *grana e lino*.

paras (f. 6r.14) 'parras'. v. *fojas*.

pareçer (f. 1r.4) 'aparentar, semejar'. CORDE *pareçer*. v. *apareçimiento*.

parte (f. 16r.9) (*por aquella parte*) 'por ese motivo'.

pasas (f. 7r.11) 'uvas secas enjugadas'.

pasos (f. 4r.26) 'estadios en el desarrollo de un estudio'.

pecados (f. 2v.1) 'faltas, culpas'.

pecho (f. 1v.19) 'busto, seno'.

pelia (f. 9r.22) (tb. *pella*, f. 9r.13) 'pella'.

pensar (f. 3v.7) (*ami pensar*) 'creo, pienso'.

peras (f. 7r.16) 'frutos del peral'.

perdición (f. 2r.7) 'perdición, desgracia'. CORDE *perdición*.

perdizes (f. 6v.13) 'perdices'. CORDE *perdizes*.

pes (f. 9v.11) (cat. *pes*) 'peso'.

pesar (f. 7v.15) 'dolor interior'.

pescado (f. 6v.20) 'pez comestible'. — *untoso* (f. 6v.18) 'pescado graso'.

pestile' (f. 10v.20) 'pestilencia'.

pestilençia (f. 1r.4) (abrev. *pestile'*) 'pestilencia'. CORDE *pestilençia*.

pestilénçico (f. 16r.6) (tb. *pestilénsica*) 'pestilente, que sufre de la pestilencia'.

pestilénsica (f. 2r.20) (tb. *pestilénçico*) 'pestilente, que sufre de la pestilencia'.

pestinençial (f. 2v.14) 'pestilencial'.

pico (f. 14v.3) 'punta'. v. nariz.

pierden el comer (f. 12r.26) 'pierden el gusto por la comida'. CORDE *pierden el comer*.

pierna (f. 10v.14): extremidad inferior.

piloras (f. 8r.16) 'píldoras'. CORDE *piloras*. — *de reǵimiento* (f. 8r.13-14) 'píldoras purgativas'.

plazer (f. 7v.18) 'placer, gozo'. CORDE *plazer*.

pluguiese (f. 11v.16) 'placiese'. CORDE *pluguiese*.

poçonia (tb. *ponçonia*) (f. 2v.13) 'ponzoña'. CORDE *poçonia*.

poçoniosa (f. 3r.25) 'ponzoñosa'.

poçoniosidad (f. 4r.4) 'ponzoñosidad'. CORDE *poçoñosidad*.

podiere, podiéremos (f. 11v.15,24) 'pudiere, pudiéremos'. CORDE *podiere, podiéremos*.

polƀo(s) (f. 3v.20) 'polvos'; (f. 10r.7) 'polvos medicinales'.

polipodio (f. 13r.4) 'planta de la familia de las polipodiáceas', se indica en como purgante. DRAE. DETEMA. FONT QUER 35. QUINTANA CABANAS 2.112.

polia (f. 12v.10) 'polla, gallina nueva'.

polio (f. 12v.10) 'gallo o gallina joven'.

ponçonia (tb. *poçonia*) (f. 10r.18) 'ponzoña, sustancia que tiene en sí cualidades nocivas para la salud'. CORDE *ponçonia*.

ponçonioso (f. 2v.9) 'ponzoñoso'.

ponentinonal (f. 6r.5) 'occidental, del occidente'. DRAE *ponentino*.

porco (f. 15v.7) (tb. *puerco*) 'cerdo'. CORDE *porco*. v. *enxundia de —*.

poresta (f. 12v.24) (tb. *porestas*) 'por esta/s'. CORDE *poresta/s*.

poreste (f. 8r.11) (tb. *por este*) 'por este'. CORDE *poreste*. *poresto* (f. 8r.3) (tb. *por esto*) 'por esto'. CORDE *poresto*.

pozos (f. 7r.20) 'aljibes, cisternas'.

presta mente (f. 11r.24) 'rápidamente'. CORDE *presta mente*.

presto (f. 15r.17) 'rápido, pronto'.

pri' (f. 9v.10) abrev. de *primera*.

primera mente (f. 5v.14) 'antes de todo'. CORDE *primera mente*.

prima vera (f. 4v.22) 'primavera'. CORDE *prima vera*.

prinçipal (f. 1r.4) 'principal'. CORDE *prinçipal*. *prinçipal mente* (f. 1v.13) 'principalmente. CORDE *prinçipal mente*.

prisa (f. 12r.18) 'rapidez, celeridad'.

probechos (f. 12r.9) 'provechos'. CORDE *probechos*.

proçeder (f. 1r.6) 'proceder'. CORDE *proçeder*.

propia mente (f. 3r.21) 'propiamente'. CORDE *propia mente*.

propio (f. 15.15) 'particular'. (f. 1v.3) 'exclusivo'.

puedieron (f. 2r.18) 'pudieron'. CORDE *puedieron*.

puerco (f. 6v.16) (tb. *porco*) 'cerdo'.

puertas (f. 6r.4) 'aberturas (de una casa)'.

pulmones (f. 4r.11) 'bofes'.

purga (f. 8r.4) 'laxante'.

purgar (f. 2r.26) 'laxar, medicinar'.

Q

quebrenta (f. 12r.7) 'quebranta, rompe, quiebra'.

queso (f. 16r.3) 'producto obtenido por maduración de la cuajada de la leche'. — *anejo* (f. 16r.14) 'queso añejo'. CORDE *queso anejo*.

quier... quier (f. 4r.12) 'ya... ya'. v. *como quier que*.

quinta, quinto (fols. 3v.22, 3r.15) 'Que ocupa en una serie el lugar número cinco'.

quitado (f. 5v.22) 'retirado'.

quitar (f. 16r.11) 'retirar, eliminar'.

R

raio (f. 4v.17) 'rayo'. CORDE *raio*.

raíz (f. 9v.26): de una planta que se desarrolla en la tierra.

ranas (f. 5r.2) 'batracios'.

ratones (f. 5r.3) 'mamíferos roedores'.

razón (f. 5v.21) 'causa, motivo'.

reboliçiones (f. 5v.23): quizás *reboluçiones* 'giros, vueltas'.

reboluçión (f. 4v.4) 'revolución, movimiento de un astro'. CORDE *revoluçión*.

reçebir (f. 2v.2) 'recibir'. CORDE *reçebir*.

reçebta (f. 9r.9) 'receta, prescripción facultativa'. CORDE *reçebta*.

reçebtor (f. 1r.16) 'receptor, recibidor'. CORDE *reçebtor*.

réçi', réçip', réçipe (fols. 8v.17, 13v.6, 9v.25) 'récipe, receta médica'. CORDE *réçipe, récipe*. DCECH *recibir* (doc. *récipe*). DETEMA *récipe* (doc. *recipe*). JIMÉNEZ XL.

reforçador (f. 13r.22) 'que refuerza, que fortalece'.

refuerçan (f. 11r.6) (tb. *esfuerçan*) 'refuerzan'. CORDE *refuerçan*.

regar (f. 6r.11) 'rociar, irrigar'.

regimiento (f. 6v.6) 'regimiento, modo de regirse' . v. *piloras*.

reǵiremos (f. 4v.22) 'actuaremos, obraremos'.

rei, reï (fols. 8v.20, 15r.20) 'rey'. CORDE *rei*. v. *corona de rei*.

remediar, remedyar (fols. 13v.18, 1r.2) 'auxiliar, socorrer'. CORDE *remedyar*.

remedio (f. 2r.24) 'medicina, medicamento'.

repatilias (f. 5r.2) (tb. *repaltilias*, f. 5r.2) 'reptiles'. AVIÑÓN *repatilias*. CORDE *reptillas*. DETEMA *reptilia*. VENY *reptília*.

rescondidas (f. 2r.11) 'escondidas, ocultas'.

resforçar (f. 8r.21) 'reforzar'.

resoliar (f. 2r.1) 'resollar, resoplar'.

resolio (f. 4r.12) 'resuello, resoplido, jadeo'.

respecto (f. 5v.13) (*en nuestro respecto*) 'por lo que respecta a nosotros'. (f. 2v.12) (*en respecto de*) 'con relación a'.

respectuada (f. 1r.21) quizás 'respectiva'.

responder (f. 11v.9) 'reaccionar, progresar'.

retamo (f. 9v.18) 'retama'.

ribar (f. 12r.8) 'derribar'. CORDE *ribar*.

ricos (f. 9v.9) 'pudientes, opulentos'.

robre (f. 9v.18) 'roble'. CORDE *robre*. v. *muérdago*.

roçiar (f. 13v.14) 'rociar, regar'. CORDE *roçiar*.

romero (f. 6r.16) 'arbusto de la familia de las labiadas'. DRAE[1]. FONT QUER 453.

ropa (f. 14r.18) 'indumentaria, prenda'.

rosada, rosado (fols. 8r.15, 14r.9) 'rosácea, sonrosada'. v. *agua, azeite*.

rosas (f. 6r.11) 'flores del rosal'. D–L 140 *rosas comunes. — coloradas* (f. 8v.17); en conserva (f. 9v.21).

ruda (f. 6r.15) 'planta perenne'. FONT QUER 305.

S

saƀina (f. 6r.21) (cat. *savina*) 'sabina, arbusto o árbol de poca altura, de la familia de las cupresáceas'. CORDE *savina*.

sacar (f. 2r.2) 'extraer, retirar'.

safir (f. 9v.19) (cat. *safir*) 'zafiro'. CORDE *safir*.

safumar (f. 6r.17) 'sahumar'. CORDE *safumar*.

saǵilata (f. 16r.3): v. *tiera saǵilata*.

salƀia (f. 9r.24) 'salvia', se indica envuelta en un saquillo sobre la cabeza. CORDE *salbia*. DETEMA *salvia*. FONT QUER 477 *salvia*.

salƀo (f. 2r.14) 'aparte, excepto'. CORDE *salvo, salbo*.

saldas (f. 6r.11): quizás *salvias* o *salces*. v. nota allí.

salǵilata (f. 9v.19): v. *tiera saǵilata*.

salido (f. 6v.3) 'surgido, nacido'.

salien (f. 19v.10) 'salen, emergen, brotan'.

saliendo (f. 10r.7) 'surgiendo, saliendo'.

salir (f. 5r.14) 'partir, irse'.

salud (f. 2r.6) 'fortaleza, vitalidad'.

salzes (f. 6r.14) (cat. *salze*) 'sauces'. CORDE *salzes*.

sanar (f. 4r.8) 'curar, reponerse'.

sándalos (f. 6r.18). — *blancos y colorados* (f. 8v.22-23); — *de las tres clases* (f. 9v.17). *Farmacopea matritense* 78: «es un palo duro y pesado que nos viene de la India oriental; del cual hay tres especies, á saber: el blanco, el cetrino y el rojo».

sangre (f. 6r.10) 'líquido que circula por las arterias'.

sano (f. 4r.4) 'robusto, fuerte'.

santa (f. 11v.16) 'divina, buena'.

sapos (f. 5r.6): los anfibios.

sastifaçión (f. 2v.2) 'satisfacción'. CORDE *sastifaçión*.

Saturno (f. 4v.3): el planeta.

seca, seco (fols. 9r.7, 3r.10) 'agostada, árida'.

seçar (f. 7r.23) 'cesar, terminar'.

secura (f. 2r.20) 'cualidad de seco'.

sed (f. 6v.8) 'gana y necesidad de beber'.

seda (f. 9v.11) 'tejido hecho de seda': v. *capilios*.

seer (f. 1r.4) 'ser'.

segum (f. 1v.9) (tb. *según*) 'según, conforme'. CORDE *segum*.

según (f. 1v.16) (tb. *segum*) 'según, conforme'.

segunda, segundo (fols. 1r.9, 1v.25) 'que ocupa en una serie el lugar número dos'.

segura (f. 11r.1) 'confiable'.

segurar(*se*) (f. 16r.24) 'cerciorarse'. CORDE *segurarse*.

seis (f. 5v.23) 'número natural que sigue al cinco'.

semejantes (f. 1r.23) 'semejantes'. *semenjantes* (f. 6v.19) 'semejantes'. CORDE *semenjantes*.

seniales (f. 4r.16) (tb. *señales*) 'señales'. CORDE *seniales*.

senos: — *terésticos* (f. 4v.9) 'concavidades terrestres'; — *acuáticos* (f. 4v.10) 'concavidades acuáticas'.

señal, señales (fols. 5v.4, 4r.15) (tb. *seniales*) 'signo, símbolo'.

serpientas (f. 5r.5) 'serpientes'. CORDE *serpientas*.

seso (f. 12v.1) 'cerebro'.

sesta, sesto (fols. 5v.9, 3r.17) 'sexta, sexto'. CORDE *sesta, sesto*.

setençias (f. 10v.19) 'sentencias'. CORDE *setençias*.

setienbre (f. 4v.21) 'septiembre'. CORDE *setienbre*.

si quier (f. 8v.4) ' si quiere'.

si quiera (fols. 8v.4, 6v.10) 'siquiera'. CORDE *si quiera*.

sienpre (f. 6r.24) 'siempre'. CORDE *sienpre*.

simienta, simiente (fols. 13v.22, 9r.6) 'simiente, semilla'. CORDE *simienta*.

sobre (f. 7r.16) 'además de'. (f. 4v.21) 'acerca de'. (f. 15r.6) 'encima de'.

sobre sí (f. 3r.25) 'en sí mismo'.

sobrel (f. 4v.5) 'sobre el'. CORDE *sobrel*.

sofre (f. 14v.12) (cat. *sofre*) 'azufre', o quizás algún compuesto que lo contenga. CORDE *sofre*.

sofría (f. 16r.16) 'sufría'. CORDE *sofría*.

sobaco (f. 10v.3) 'axila'.

sol (f. 6v.2) 'estrella del sistema planetario'.

som[b]río (f. 5v.8) (tb. *sonbrío*) 'sombrío'.

sola mente (f. 11r.11) 'de un solo modo'. CORDE *sola mente*.

sonbrío (f. 3v.21) (tb. *som[b]río*) 'sombrío'. CORDE *sonbrío*.

sopilias, sopillas (fols. 12v.8, 8v.11). 'torreznos' (?). Véase nota en f. 8v.11.

sopreçelestre (f. 3v.3) 'sobreceleste' (?). CORDE *sopre* y *çelestre*.

sostiença (f. 3r.2) (it. *sostienza*) 'sustancia'.

sujebte (f. 13r.9) (tb. *sujebto*) 'sujeto, persona'.

sujebto (f. 4r.9) (*es sujebto*) 'está sujeto, depende'.

sujebto (f. 12r.25) (tb. *sujebte*) 'sujeto, persona'. CORDE *sujebto*.

sustançia, sustançya (fols. 2v.8, 3r.21) 'sustancia'. CORDE *sustançia*.

sustançyal mente (f. 9r.5) 'de manera sustancial'. CORDE *sustançial mente*.

suor (f. 11r.22) 'sudor'. CORDE *suor*.

supérfula (f. 7r.14) 'supérflua'. CORDE *supérfula*.

T

tamarindios (f. 12v.18) 'tamarindos'. CORDE *tamarindios*. DETEMA *tamarindo*. *Farmacopea matritense* 82. MINERVINI 1992, II, 476: la primera documentación en castellano es de CHIRINO (*Menor daño de medicina*).

tamarîs (f. 6r.14) prob. tamariz 'taray, arbusto de la familia de las tamariáceas'.

tanto ... como (f. 12v.16).

tenpla (f. 2r.3) 'templa'. CORDE *tenpla*.

terçera, terçero (fols. 1r.7, 2r.1) 'tercero'. CORDE *terçera, terçero*.

tibio (f. 11v.4) 'cálido, templado'.

tienpo (f. 4v.16) 'tiempo'. CORDE *tienpo*.

tiera (f. 3v.20) 'tierra; mundo, planeta'. CORDE *tiera*. — *saĝilata* (f. 16r.3) (tb. *tiera salĝilata*, f. 9v.19) (it. *terra sigillata*) 'tierra sellada', especie de tierra gruesa de diversos colores, según su procedencia, y de propiedades astringentes. DETEMA *tierra sellada* (*terra sigillata*). D-L 352 *troçiscos de terra sigilata*: «la *terra sigillata* (tierra sellada) era una arcilla grasa, llamada también tierra de Lemnos; los trociscos se preparaban añadiendo cisto e hipoquístidos (hipocístides)». *Farmacopea matritense* 83-84: «tierra sellada, tierra de Lemnos». PALACIOS 1753: 706.

tirar (f. 15r.15) 'quitar, sacar (los dolores)'.

tocado (f. 11r.13) (*ser tocado*) 'ser afectado, estar fastidiado (por una enfermedad)'.

toda, todo (f. 1r.4,12) 'total'.

toda vía (f. 12v.15) 'todavía'. CORDE *toda vía*.

tomar (f. 8r.6): una purga, una comida, etcétera.

tomilios (f. 6r.26): prob. designa cualquiera de las especies del 'tomillo'; *tomilio salsero* (f. 6r.16) '*Thymus zygis*, especie de la familia de las lamiáceas'.

torçisco (f. 14v.13) (tb. *troçisco*) 'trocisco'. CORDE *torçisco*.

tornar (f. 11r.7) 'volver, regresar, repetir'.

toronĝina (f. 6v.16) (cat. *tarongina*) 'toronjil, especie de melisa'. CORDE *torongina*. MAGDALENA NOM DE DÉU (1993) *torongina*.

toronjas, toronjia (fols. 14v.19, 13v.2) 'naranjas'. CORDE *toronjas*.

tórtolas (f. 6v.12) 'aves'.

trabajar (f. 7v.6) 'trabajo, ocupación'. Ocurrencia única.

traer (f. 9r.18) 'acarrear, llevar'. (f. 13v.17) 'conducir, dirigir'.

traspusiere (f. 15v.24) (*se traspusiere*) 'se transpusiere, se adormilase, se aletargase'. CORDE *traspusiere*.

triac (f. 15r.26): v. *triaca*.

triaca (f. 8r.20) (tb. *atriac, atriaca, triac*) (ár. hisp. *attiryáq*) 'confección farmacéutica usada de antiguo y compuesta de muchos ingredientes y principalmente opio'. — *de Andaromaco* (f. 8r.23) también llamada *triaca magna*, fue compuesta en el siglo I e. c. por Andrómaco, médico de Nerón, mejorando la fórmula del *mithridatum* ampliando sus componentes; — *mayor* (f. 8r.26) 'triaca magna'. *Farmacopea matritense* 202-204.

trigo: 'cereal, grano', siempre utilizado como medida. *granos de* — (f. 9v.12).

troçisco (f. 9v.23) (tb. *torçisco*) 'trocisco'. CORDE *troçisco*. DETEMA *trocisco*: «Medicamento compuesto, sólido, en forma de tableta redonda». *Farmacopea matritense* 225.

U

ueƀos (f. 7r.10) (tb. *güeƀos*) 'huevos'. CORDE *uebo, uevo*.

ueso de coraçón de çierƀo (f. 9v.10) 'vasos arteriosos que se hallan osificados en el corazón de este animal cuando ha llegado a ser muy viejo'. D–L 294 *de xacintos*, 301 *diarrodon abatis* y 373 *cordial* (donde se incluye en la composición de "confección de jacintos", "diarrodón abatis" y "ungüento cordial"). DETEMA *hueso de corazón de ciervo*.

umedeçe (f. 7v.10) 'humedece, humidifica'. CORDE *umedeçe*.

úmido (f. 3r.11) 'húmedo, mojado'. CORDE *úmido*.

umores (f. 4r.3) 'cada uno de los líquidos de un organismo vivo'. CORDE *umores. umor malencónico* (f. 7v.16) 'humor melancólico'.

ungento (f. 14r.1) (tb. *ungüento*, f. 15r.17) 'ungüento'. CORDE *ungento*.

unibersal (f. 1v.15) 'universal, cósmica'. CORDE *unibersal. unibersal mente* (f. 5v.15) 'de manera universal'. CORDE *universal mente*.

V

vaca (f. 6v.14) 'hembra del toro'. v. *manteca de —s.*

vale (f. 9v.23) 'sirve, es útil'. Ocurrencia única.

valustias (f. 14r.1) 'balaustas' (DRAE del lat. *balaustĭum*, y este del gr. βαλαύστιον *balaústion* 'flor del granado'). CORDE *balustia*, *balaustria*. DETEMA *balausta* (documenta *valaostia*). D-L *valaustrias*: «balaustrias, flores secas del granado».

vañarse (f. 7v.9) 'bañarse'. CORDE *vañarse*.

vanio (f. 7v.10) 'baño'. CORDE *vaño*.

varilias (f. 10v.9) 'varillas, cada uno de los dos huesos largos que forman la quijada y se unen por debajo de la barba'.

vayas (f. 8r.25) 'bayas'. CORDE *vayas*.

veemos (f. 2r.21) 'vemos'.

vena (f. 1v.21) 'conducto, arteria'. — *de_la cabeça* (f. 14v.3). DETEMA *vena cefálica*. — *del pico de_la nariz* (f. 14v.3); — *del hígado* (f. 12r.16). DETEMA *vena del arca* y *vena hepática*. — *pulsaderas* (f. 1v.21); — *ŝafena* (f. 14r.5); — *unibersal* (f. 14v.2).

venados (f. 6v.14) 'reses de caza mayor'.

vendito (f. 11v.21) (tb. *bendito*) 'bendito'. CORDE *vendito*.

venida (f. 9v.6) 'acontecida, sobrevenida'.

ventanas (f. 6r.4) 'cristaleras, troneras'.

ventosas (f. 15r.5): antiguos instrumentos de medicina.

venzindad (f. 5r.20) 'vecindad'. CORDE *venzindad*.

verano (f. 2r.22) 'estío, canícula'.

verdat (f. 3v.12) 'verdad'. CORDE *verdat*.

verde (f. 15r.25) ' de color verde'.

verdolagas (f. 13v.22) 'plantas herbáceas anuales'. D–L 227 *de verdolagas*. DETEMA *verdolaga*. FONT QUER 85 *verdolaga*.

vez, vezes (f. 8r.16,20) (tb. *ħez*). CORDE *vez, vezes*.

vía (f. 1r.2) (*por vía*) 'de forma, manera y modo'. (f. 2r.11) 'camino, senda'.

vida (f. 1v.22) 'existencia, subsistencia'.

vidal (f. 1v.9) 'vital'. CORDE *vidal*.

vinagre (f. 7r.5) 'líquido agrio y astringente, producido por la fermentación ácida del vino'. — *blanco* (f. 8v.22). ÁLVAREZ ALCALÁ 647-648 contiene dos fórmulas de elaboración, con vino blanco (n. 1258) o tinto (n. 1259), en ambos casos con pétalos de rosas rojas secas.

vino (f. 6v.10) 'licor alcohólico que se hace del zumo de las uvas exprimido, y cocido naturalmente por la fermentación'. — *agua-do* (f. 6v.9-10); — *blanco* (f. 7r.20); — *oledor* (f. 9r.27).

violado (f. 12r.15) 'violáceo', cualifica el aceite. v. *azeite*.

violas (f. 6r.13) (tb. cat. *viola*) 'violetas'. MAGDALENA NOM DE DEU (1993) *violes*.

virtud (f. 7v.3) 'potencia, fuerza'.

voluntad (f. 2v.2) 'intención, deseo'.

X

xarope (f. 8v.19) 'jarabe'. CORDE *xarope*. DCECH *jarabe*. DETEMA *axarop, jarabe* y *jarope*.

Y

yerbas, yerɓas (fols. 6r.12, 6r.9) 'hierbas'. CORDE *yerbas, yervas*.

ÍNDICE DE OBRAS Y NOMBRES PROPIOS

155

En ayres e tieras: obra de Rasis no identificada (f. 12r.21-22).

En las fiebres: obra de Alberto Magno (f. 8r.5).

Enla pestilencia: obra de Johannes de Tornamira (f. 9v.2).

Enlas fiebres (*Liber de febribus* o *Kitab al-Ḥummayat*): obra de Isaac Israeli (fols. 3r.14-15), y *De fieb'* (f. 3v.1).

Enlas inpresiones delas mudanças delos ayres: capítulo del *Canon* IV de Avicena (f. 10r.22).

Enlas medeçinas sinples (*De simplicium medicamentorum facultatibus*): obra de Galeno (fols. 16r.6-7,20).

Enlas viandas: obra de Abenzohar (f. 12r.1); v. *Teisir*.

Galeno de Pérgamo: *Gale'* (fols. 13r.10, 16r.6,20), *Galeno* (f. 7v.7), *Galïeno* (f. 4r.24).

Gerardus de Solo: *Ĝerau* (*Gerau*) *de Sola* (fols. 3r.17-18, 3v.4).

Hipócrates: *Ipocrat* (f. 1v.13).

Isaac Isaeli ben Salomon: *Isaque* (fols. 3r.14, 3v.1).

Johannes de Tornamira: *Ĵuan de Torna Mira* (fols. 3r.18, 3v.4, 6r.1, 8v.6, 9v.2, 14v.22).

Júpiter (planeta): *Ĵúpiter* (f. 4v.3).

Libellus de febribus: obra de Gerardus de Solo (f. 3r.15).

Marte (planeta): *Mares* (f. 4v.10).

Maymir: obra de Galeno (f. 15r.12).

Palencia (ciudad): *Palençia* (f. 15r.13).

Pedacio Dioscórides Anazarbeo: *Dioscórides* (f. 16r.18).

Platón (filósofo) (f.1r.1).

Rasis: Al-Razi (Abū Bakr Muhammad ibn Zakarīyā al-Rāzī) (fols. 5v.16,20, 12r.1,21).

Recçir: obra de Rasis no identificada (f. 12r.1).

Saturno (planeta) (f. 4v.3).

Teisir (*Kitāb al-Taysīr fī-l-mudāwāt wa-al-tadbīr* / *Libro que facilita el estudio de la terapéutica y la dieta* o *Libro de la simplificación*, conocido como *El Teisir*): obra de Abenzohar: *Teçir* / *Taiçir* (fols. 2v.21 y 13r.1), *En las viandas* (f. 12r.1); y sin nombre de libro (fols. 7r.19 y 16r.4,5).

BIBLIOGRAFÍA

A

Elkan Nathan ADLER (1861-1946), *Catalogue of Hebrew manuscripts in the collection of Elkan Nathan Adler*. Cambridge University Press, 1921. [en línea].

Luisa Fernanda AGUIRRE DE CÁRCER. *Ibn Wāfid* (*m. 460/1067*). *Kitāb al-adwiya al-mufrada* (*Libro de los medicamentos simples*). Tomo I. Madrid: CSIC, 1995.

—. *La medicina en al-Andalus*. Sevilla: Junta de Andalucía, Consejería de Cultura, 1999.

Amado ALONSO. *De la pronunciación medieval a la moderna en Español*. Madrid: Gredos, 1976.

Juan ALONSO Y DE LOS RUYZES DE FONTECHA. *Diez privilegios para mujeres preñadas* [1606]. Ed. P. Zabía Lasala. Madrid: Arco Libros, 1999.

Manuel ALVAR. *El dialecto aragonés*. Madrid: Gredos, 1953.

—. *Estudios sobre el dialecto aragonés*. 1. Zaragoza: Institución Fernando el Católico, 1987 (2ª ed.).

—. *Estudios sobre el dialecto aragonés*. 2. Zaragoza: Institución Fernando el Católico, 2000 (1ª reimp.).

—. *Estudios sobre el dialecto aragonés*. 3. Zaragoza: Institución Fernando el Católico, 1998.

—. y Bernard POTTIER. *Morfología Histórica del Español*. Madrid: Gredos, 1993.

Francisco ÁLVAREZ ALCALÁ. *Farmacopea y formulario de bolsillo*: *Obra extractada del Formulario universal por el mismo autor*. Madrid – Santiago – Lima: Librería de D. Ángel Calleja, editor – Casa de los señores Calleja, Ojea y Compañía, 1851.

Cristóbal José ÁLVAREZ LÓPEZ. *La desfonologización de las vibrantes en el judeoespañol contemporáneo de Israel*. *Philologia Hispalensis* 32/1/2018, 15-22.

—. «Las glosas en "Aki Yerushalayim" como mecanismo integrador de préstamos léxicos», en M. L. Arnal Purroy *et al.*, *Ac-*

tas del X Congreso Internacional de Historia de la Lengua Española: *Zaragoza, 7-11 de septiembre de 2015*, 2 vols. Zaragoza: Institución Fernando el Católico, 2018, vol. 2, págs. 997-1009.

Marcelino V. AMASUNO. «Etiología del morbo en la *Epístola et regimen de pestilentia*, de Alfonso de Córdoba (1348)». *Scriptura* 13, 1977, 253-275. [en línea].

—. *El regimiento contra la pestilencia de Alfonso López de Valladolid*. Valladolid: Universidad de Valladolid, 1988.

—. «Referencias literarias castellanas a una peste del siglo XV». *Revista de Literatura Medieval*, nº 2, 1990, 115-129.

—. *La peste en la corona de Castilla durante la segunda mitad del siglo XIV*. Salamanca: Junta de Castilla y León, Consejería de Educación y Cultura, 1996.

Jon ARRIZABALAGA. «La Peste Negra de 1348: los orígenes de la construcción como enfermedad de una calamidad social». *Dynamis* 11, 1991, 73-117. [en línea].

—. «El libro científico en la primera imprenta castellana (1485-1520)», en L. García Ballester (dir.) *Historia de la ciencia y de la técnica en la Corona de Castilla*. Tomo II: Edad Media. Valladolid: Junta de Castilla y León, 2002, 619-649.

—. v. Luis GARCÍA BALLESTER.

—. v. Joan VENY.

Yom Tov ASSIS y José Ramón MAGDALENA NOM DE DÉU. *Aljamía romance en los documentos hebraiconavarros (siglo XIV). Estudio gramatical del romance e índices por Coloma Lleal*. Barcelona: Universidad de Barcelona, 1992.

AVENZOHAR. *Liber Teisir, sive Rectificatio medicationis et regiminis. Antidotarium. Add: Averroes: Colliget. Ed: Hieronymus Surianus*. Venetiis, 1490. [en línea].

AVERROES. *Averrois cordubensis Colliget Libri VII*. Venetiis: Apud Iuntas, 1553. [en línea].

AVICENA. *Avicennae liber canonis. De medicinis cordialibus. Cantica De remonvendis nocumentis in regimine sanitatis De syrupo acetoso / quorum priores tres primo quidem Andreas Alpagus Bellunensis ... infinitis pene ex codicum Arabicorum collatione emendationibus, ac indice nominum Arabicorum ab ipso interpretatorum ornauerat*; *postea vero Benedictus Rinius Venetus ... lucubrationibus decorauerat...*; *his accessit vita Avicennae ex Sorsano Arabe ... a Nicolao Massa ... latinè scripta...* Venetiis : apud Iuntas : apud haeredes Lucaeantonii Iuntae, 1562. [en línea].

Juan de AVIÑÓN. *Sevillana medicina* [...]; Publicada en el año 1545 por el licenciado Nicolás Monardes. Sevilla: Sociedad de Bibliófilos Andaluces, 1885 (Imprenta de Enrique Rasco).

B

Antonio BALLANO. *Diccionario de medicina y cirugía*: *ó, Biblioteca manual médico-quirúrgica*. 7 vols. Madrid: Imprenta Real, 1805-1807. [en línea].

Ron BARKAI. «Chapter Two. Jewish Treatises on the Black Death (1350-1500): A Preliminary Study», en *Medicine from the Black Death to the French Disease*, eds. R. French, J. Arrizabalaga, A. Cunningham, L. García-Ballester. Routledge 2019 [1ª ed. 1998], 6-25. [en línea].

Jorge BASILIO FLORES. *Mesue defendido y respuesta al preliminar de D. Feliz Palacios: muy util para todos los profesores de medicina...* Murcia: Joseph Diaz Cayuelas, 1727.

Antoine BAUMÉ. *Elementos de Farmacia, Teórica y Práctica*, trad. [del francés] por Domingo García Fernández. 3 t. Madrid: Imprenta Real, 1793.

Guy BEAUJOUAN. «Manuscrits médicaux au Moyen Âge conservés en Espagne». *Mélanges de la Casa de Velázquez* 8, 1972, 161-121.

D. S. BLONHEIM. *Les parlers judéo-romans et la Vetus latina*. Paris: Librairie Ancienne Édouard Champion, 1925.

Jerónimo BORAO. *Diccionario de voces aragonesas*. Zaragoza: Imprenta del Hospicio Provincial, 1908[2].

Gerrit BOS. «The Black Death in Hebrew Literature: *Ha-Ma'amar be-Qaddaḥat ha-dever* (Treatise on Pestilential Fever)». *European Journal of Jewish Studies*, 5(1), 2011, 1-52.

—. y Guido MENSCHING. «The Black Death in Hebrew Literature: Abraham Ben Solomon Hen's 'Tractatulus de Pestilentia'». *Jewish Studies Quarterly*, vol. 18,1, Mohr Siebeck

GmbH & Co. KG, 2011, 32-63. [en línea].

Jacinto BOSCH. «Escrituras oscenses en aljamía hebraicoárabe», en *Homenaje a Millás-Vallicrosa*, 2 vols. Barcelona: CSIC, 1954. Vol. 1, 183-214.

David BUNIS. *The historical development of Judezmo ortography: A brief sketch.* New-York [Working papers in Yiddish and East European Jewish Studies], 1974.

C

Manuel CASAL Y AGUADO. *Aforismos de Hipócrates. Traducidos, ilustrados y puestos en verso castellano por...* Madrid: Imprenta de Repullés, 1818.

Adolfo DE CASTRO Y ROSSI. *Gran diccionario de la lengua española.* Madrid: Oficinas y Establecimiento Tipográfico del Semanario Pintoresco y de la Ilustración, 1852.

Alonso CHIRINO. *Tractado llamado menor daño de medicina.* Sevilla: Jacobo Cronberger, 1515. [en línea].

Pedro CIRUELO. *Exameron Theologal sobre el regimiento medicinal contra la peste.* Alcalá de Henares: Brocard, 1519.

Sebastián de COBARRUVIAS. *Tesoro de la Lengua Castellana o Española, Primer Diccionario de la Lengua (1611).* Madrid – México: Turner, 1979 [ed. facsímil].

Joan COROMINAS. *Diccionario crítico etimológico de la lengua castellana.* 4 vols. Madrid: Gredos; Berna: A. Francke S. G. 1954-1957.

—. y José Antonio PASCUAL. *Diccionario crítico etimológico castellano e hispánico* (=DCECH). 6 vols. Madrid: Gredos, 1980-1991.

D

Charles DAVIS y María Luz LÓPEZ TERRADA (=D–L). «Protomedicato y Farmacia en Castilla a finales del siglo XVI. Edición crítica del Catálogo de las cosas que los boticarios han de tener en sus boticas, de Andrés Zamudio de Alfaro, protomédico general (1592-1599)». *Asclepio. Revista de*

Historia de la Medicina y de la Ciencia vol. LXII,2, 2010, 579-626. [en línea].

Paloma DÍAZ-MAS. «El libro y la lectura entre los sefardíes de Oriente», en *La memoria de los libros. Estudios sobre la historia del escrito y de la lectura en Europa y América*. Salamanca: Instituto de Historia del Libro y de la Lectura, 2004. Tomo II, 85-100.

——. *Libros, lecturas y lectores sefardíes*. Madrid: CSIC, 2020.

——. y Carlos MOTA (eds.) *Sem Tob de Carrión. Proverbios morales*. Madrid: Cátedra, 1998.

E

Rolf EBERENZ. *El español en el otoño de la Edad Media. Sobre el artículo y los pronombres*. Madrid: Gredos, 2000.

F

Luis FARAUDO DE SAINT-GERMAIN. *El «Llibre de les medicines particulars». Versión catalana trecentista del texto árabe del tratado de los medicamentos simples de Ibn Wāfid, autor médico toledano del siglo XI. Transcripción, estudio proemial y glosarios por* ... Barcelona: Real Academia de Buenas Letras, 1943.

Farmacopea matritense en castellano. Madrid: Imprenta de la Calle de Greda, por D. Cosme Martínez, 1823. [en línea].

Eduard FELIU: v. Luis GARCÍA BALLESTER.

Alonso FERNÁNDEZ DE MADRID. *Silva palentina* [anotada por Matías Vielva Ramos]. Palencia: Imprenta de *El Diario Palentino*, 1932-1942.

Lola FERRE CANO. «La versión hebrea del tratado *De Febribus* de Gerard de Solo [The hebrew translation of Gerard de Solo's *De Febribus*]». *Miscelánea de Estudios Árabes y Hebraicos. Sección de Hebreo* 45, 1996, 149-183.

——. y Expiración GARCÍA SÁNCHEZ. «Alimentos y medicamentos en las tres versiones de "El régimen de salud" de Maimónides», en E. García (ed.) *Ciencias de la naturaleza en al-*

Andalus: *textos y estudios*. Madrid: CSIC, Instituto de Cooperación con el mundo árabe, 1992, 23-96.

Marsilio FICINO. *Il consiglio di m. Marsilio Ficino fiorentino contro la pestilentia con altre cose aggiunte appropriate alla medesima malattia*. Firenze: Philippo di Giunta, 1522. [en línea].

Pío FONT QUER. *Plantas medicinales. El Dioscórides renovado*. Barcelona: Labor, 1982. [Cito por número de la planta].

Juan A. FRAGO. «Sobre el léxico aragonés. Datos para el estudio de su frontera con el del catalán noroccidental a mediados del siglo xv», en J. Bruguera i J. Massot i Muntaner (eds.) *Actes del cinquè col·loqui internacional de llengua i literatura catalanes* (*Andorra, 1-6 d'octubre de 1979*), Publicacions de l'Abadia de Montserrat, 1980, 405-440. [en línea].

María Jesús FUENTE PÉREZ. *El impacto de la peste en una ciudad castellana en la baja edad media*. Publicaciones de la Institución Tello Téllez Meneses, t. 59, 1988, 415-431. [en línea].

G

Luis GARCÍA BALLESTER. «Los orígenes del renacimiento médico europeo: cultura médica escolástica y minoría judía». *Manuscrits* 10, 1992, 119-155. [en línea].

—. y Eduard FELIU. «La versió hebrea d'Abraham Abigdor [de *Medicationes parabolae*]», en J. A. Paniagua *et al.* (eds.) *Arnaldi de Villanova Opera Omnia VI.2*. Barcelona: Universitat de Barcelona, 1993, 98-134.

—. y Jon ARRIZABALAGA. «El *Regiment* de Jacme d'Agramont y el Estudi de Medicina de Lleida», en *Regiment de preservació de pestilència* (*Lleida, 1348*)». Alacant: Biblioteca Virtual Joan Lluís Vives, 1999. [en línea].

—. v. Joan VENY

Vicente GARCÍA DE DIEGO. *Diccionario Etimológico Español e Hispánico*. Madrid: S.A.E.T.A, 1954.

—. *Gramática histórica española*. Madrid: Gredos, 1951.

Adriano GARCÍA-LOMAS Y GARCÍA-LOMAS. *Estudio del dialecto popular montañés. Fonética, etimologías y glosario de voces*. San Sebastián: Nueva Editorial, 1922.

Aitor GARCÍA-MORENO. «Glosas frescas en *La hermośa Ḥulda de España* (Jerusalén, 1910)», en P. DÍAZ-MAS y M. SÁNCHEZ PÉREZ (eds.) *Los sefardíes ante los retos del mundo contemporáneo*, 2010, 75-85.

—. «Glosas de andar por casa en los cuentos sefardíes tradicionales recogidos por Cynthia Crews en Salónica a principios del siglo XIX». *Ladinar* VII-VIII, 2014, 95-112.

Expiración GARCÍA SÁNCHEZ: v. Lola FERRE.

Ottó GECSER. «Understanding Pestilence in the Times of King Matthias The Plague Tract in the Manuscript of János Gellértfi of Aranyas*», en I. Draskóczy *et al.* (eds.) *Matthias Rex (1458-1490): Hungary at the Dawn of the Renaissance*. Budapest: Eötvös Loránd University Faculty of Humanities, Centre des hautes études de la Renaissance, 2013. [en línea].

Luis M. GIRÓN-NEGRÓN y Laura MINERVINI. *Las coplas de Yosef. Entre la Biblia y el Midrash en la Poesía Judeoespañola*. Madrid: Gredos, 2006.

Mariano GÓMEZ ARANDA. «El imaginario medieval ante la Peste Negra: pandemia, medicina y religión». *Metapolis* (2022). [en línea].

Ángel GONZÁLEZ PALENCIA. «Alonso Chirino, médico de Juan II y padre de Mosén Diego de Valera». *Boletín de la Biblioteca de Menéndez Pelayo*, 1924, 42-62.

—. y Luis CONTRERAS POZA. *Alonso Chirino. Menor daño de la Medicina. Espejo de Medicina*. Madrid: Cosano, 1945. Biblioteca Clásica tomo XIV.

Diego GRACIA GUILLÉN: v. Luis SÁNCHEZ GRANJEL.

Manuel GRAU MONTSERRAT. «Medicina a Besalú (s. XIV) (Metges, apotecaris i manescals)», en *Annals. Patronat d'estudis històrics d'Olot i comarca* (1982/83), 99-133. [en línea].

Miguel GUAL CAMARENA. *Vocabulario del comercio medieval*. [en línea].

Anne Sylvie GUENOUN. «Le médicament chez Gérard de Solo, médecin montpelliérain du XIVᵉ siécle». *Revue d'Histoire de la Pharmacie*, 87ᵉ année, n° 324, 1999, 465-474.

—. «Les traductions en hébreu de l'oeuvre de Gérard de Solo (XIVe siècle)». *Revue des Études Juives* 164/3-4, 2005, 463-488.

H

Manuel HERNÁNDEZ DE GREGORIO. *Diccionario elemental de farmacia, botánica y materia médica: ó, Aplicaciones de los fundamentos de la química moderna á la farmacia en todos sus ramos...* 2 t. Madrid: Imprenta Real, 1803. [en línea].

Antonio HERNÁNDEZ MOREJÓN. *Historia bibliográfica de la medicina española.* Madrid: Impr. de la viuda de Jordan e hijos, 1842 y 1852, 7 t. [t. II, 125-126: obras sobre la peste]. [en línea].

María Teresa HERRERA. *Diccionario español de términos médicos antiguos* [= DETEMA]. Madrid: Arco Libros, 1996.

—. v. María Concepción VÁZQUEZ DE BENITO.

I

Isaac ISRAELI BEN SALOMON. André TURINI y CONSTANTIN L'AFRICAIN (eds.) *Opera omnia Ysaac.* [Lyon]: [B. Trot], 1515. [en línea].

J

J. L. JOURDAN. *Farmacopea universal ó Reunión comparativa de las farmacopeas de Amsterdam.* 4 t. Madrid: Imprenta de Don Ramón Verges, 1829.

K

Teodoro KATINIS. *Medicina e filosofia in Marsilio Ficino. Il Consilio contra la pestilentia.* Roma: Ediziones di Storia e Letteratura, 2010 [1ª ed. 2007].

Arnold Carl KLEBBS, Heinrich STEINHOWEL, Karl SUDHOFF. *Die ersten gedruckten pestschriften.* München: Münchner drucke, 1926. [en línea].

L

Rafael LAPESA. *Historia de la Lengua Española.* Madrid: Gredos, 1986.

Moshe LAZAR. *Ladino Pentateuch* (*Constantinople, 1547*). Culver City (California): Labyrinthos, 1988.

Libro Verde de Aragón (ed. Monique Combescure Thiry). *Transcription annotée du manuscrit*: Ms. *18305 de la Biblioteca Nacional de España.*
htpps://journals.openedition. org/framespa/2873#text.

María Luz LÓPEZ TERRADA: v. Charles DAVIS.

M

MACKAY. «Popular Movements and Progroms in Fifteenth Century Castile». *Past and Present* 55, 1972, 33-66.

José Ramón MAGDALENA NOM DE DÉU. *Un glosario hebraicoaljamiado trilingüe y doce «aqrabadin» de origen catalán* (*siglo XV*). Barcelona: Universidad de Barcelona, 1993.

—. v. Yom Tov ASSIS.

David M. MANRIQUE. *Dize la Muerte*: *Estudio y edición de la copia cuatrocentista de la Danza de la Muerte aljamiada* (*Ms. Parma 2666*). Barcelona: Tirocinio, 2019.

Pere MARTI. *Nos Pere Marti preuere sot sacrista d[e]la seu rege[n]t de Vicari G[e]neral ... aq[ue]st flagell de pestile[n]cia p[er] la sua special intercessio ... dona[ra] ... ... p[er] q[ue] sia special intercessor y aduocat n[ost]re co[n]tra aq[ue]st flagell de pestilencia ...* Valencia, 1530. [en línea].

Leticia MARTÍNEZ CAMPOS. «La Muerte Negra. Introducción a la peste bubónica». [en línea].

Ramón MENÉNDEZ PIDAL. *Manual de Gramática Histórica Española*. Madrid: Espasa, 1999.

Laura MINERVINI. *Testi Giudeoespañoli medievali* (*Castiglia e Aragona*). 2 vols. Napoli: Liguri, 1992.

—. v. Luis M. GIRÓN-NEGRÓN.

María MOLINER. *Diccionario del uso del español*. 2 vols. Madrid: Gredos, 1966-1967.

N

Abir NASHEF NASHEF. *Edición, estudio y traducción de la maqāla ii de Kitāb al-Taṣrīf li-man ʿaŷiza ʿan al-taʾlīf de Abū l-qāsim*

Jalaf ben 'Abbās Al-Zahrāwī (*Abulcasis*). Tesis Doctoral, Universidad de Salamanca, 2016.

Guillermo NAVARRO FRANCO. *La Peste Negra en la Península Ibérica durante la Baja Edad Media / The Black Death in the Iberian Peninsula during the Late Middle Ages*. Trabajo de Fin de Grado, Universidad de Zaragoza, 2016.

Elio Antonio de NEBRIJA [1495]. *Dictionarium medicum. Introducción, edición y notas de Avelina Carrera de la Red*. Salamanca: Universidad, 2001.

Joseph NEHAMA. *Histoire des Israélites de Salonique*. 6 t. Salonique – Paris: Durlacher – Molho, 1935-1978.

—. *Dictionnaire du judéo-espagnol* [=DJE]. Madrid: CSIC, 1977.

Adolf NEUBAUER. «Handschriften in Kleineren Bibliotheken von Ad. Neubauer». *Israelitische Letterbode* II, 1875-1876, 83-94. [en línea].

Macy NULMAN. *The Encyclopedia of Jewish Prayer*. Northvale, NJ – London, 1996.

O

Joaquín OLMEDILLA Y PUIG. *Médicos españoles de los siglos XV y XVI*. Madrid: Establecimiento Tipográfico de Ricardo Fé, 1892.

P

Efrén DE LA PEÑA BARROSO. «Un Regimen Sanitatis contra la peste: El tratado del Licenciado Vázquez». *Asclepio* vol. LXIV,2, 2012, 397-416. [en línea].

[Claudio PTOLOMEO]. *Comento de Gorgio Trapeciuncio sobre el Centiloquio de Ptolomeo / de griego traduzido en latín y agora de latín en romance, por Alonso Ortiz de Castro, medidor publico de tierras, natural de la ciudad de Cordoba* (Manuscrito, cas. 1588). [en línea].

Q

José Mª QUINTANA CABANAS. *Raíces griegas del léxico castellano, científico y médico*. Madrid: Dykinson, 1987. [Cito por su número de la raíz griega].

Aldina Quintana. «El sustrato y el adstrato portugueses en judeoespañol». *Neue Romania* 31, 2004, 167-192.

—. *Geografía lingüística del judeoespañol. Estudio sincrónico y diacrónico*. Berna: Peter Lang, 2006.

—. «El léxico hispano de los tratados hebreos de medicina y farmacopea del rabino Hayim Vital (1543-1620) y la expresión de identidad sefardí en las comunidades judías de Tierra Santa en los siglos XVI y XVII», en P. Botta, A. Garribba, M. L. Cerrón Puga, D. Vaccari (coords.) *Rumbos del hispanismo en el umbral del Cincuentenario de la AIH*, Vol. 8, 2012a [VIII. Lengua / coord. por P. Botta, S. Pastor (ed. lit.)], 54-64.

—. «La lengua del Seder Našim: castellano del norte con influencia aragonesa», en O. (Rodrigue) Schwarzwald. *Sidur para mujeres en ladino. Salónica. Siglo XVI*. Jerusalén: Instituto Ben Zvi, 2012b, 28-56.

R

Mathias Raab. *Préstamo y derivación: neología y tipología textual en el castellano del siglo XV de la Corona de Aragón*. Tesis Doctoral, Universidad de Barcelona, 2015. [en línea].

Rasis. *Liber ad Almansorem* [*with twenty-two other medical tracts*]. [Venice]: Bonetus Locatellus, for Octavianus Scotus, 7 October 1497. [en línea].

Real Academia Española. *Corpus diacrónico del español* (CORDE). Banco de datos. [en línea].

—. *Diccionario de la lengua española*, 23ª ed. [en línea].

—. *Diccionario de la lengua castellana compuesto por la Real Academia, reducido a un solo tomo para su más fácil uso*. 3ª ed. Madrid: Joaquin Ibarra, 1791.

—. *Diccionario de la lengua castellana, en que se explica el verdadero sentido de las voces, su naturaleza y calidad, con las phrases o modos de hablar, los proverbios o refranes, y otras cosas convenientes* [=*Dic. Aut. Diccionario de autoridades*]. 6 t. Madrid: Por la Viuda de Francisco del Hierro, 1726-1739.

Pilar ROMEU FERRÉ. *Tratado sobre la peste. Edición de un manuscrito aljamiado de la obra de Juan de Tornamira (s. XIV)* [Ms. TRESOAR Hs 19]. Barcelona: Tirocinio, 2022.

—. *Diálogo del colorado. Interpretación académica de la escarlatina.* Barcelona: Tirocinio, 2014a.

—. «Agua tibia, media vida: El agua como remedio en el *Séfer refuot* (Salónica, ca. 1855)». *Ladinar. Estudios sobre la literatura, la música y la historia de los sefardíes* VII-VIII, 2014b, eds. J. Dishon y S. Refael, Centro Naime y Yehoshua Salti para los estudios del ladino, Universidad Bar-Ilan, Israel, 249-259.

—. *Yehudá Alcalay y su obra La paz de Jerusalén (Ofen, 1840). En los orígenes del sionismo y en lengua sefardí.* Barcelona: Tirocinio, 2011.

—. *Agua tibia, media vida. El Séfer refuot o Libro de medicamentos (Salónica, 1850).* Barcelona: Tirocinio, 2010.

—. *Ramo de sus raíces florecerá. Cuatro leyendas judías de temática polémica en lengua sefardí.* Barcelona: Tirocinio, 2009.

—. *Fuente clara (Salónica, 1595). Un converso sefardí a la defensa del judaísmo y a la búsqueda de su propia fe.* Barcelona: Tirocinio, 2007.

—. *Los dos mellizos (novela en lengua sefardí).* Barcelona: Tirocinio, 2001.

—. (ed.) *Moisés Almosnino. Crónica de los reyes otomanos.* Barcelona: Tirocinio, 1998.

—. con I. M. Hassán. «Apuntes sobre la lengua de la *Crónica de los Reyes Otomanos* de Moisés Almosnino según la edición del manuscrito aljamiado del siglo XVI», en *Actas del II Congreso Internacional de Historia de la Lengua Española* [Sevilla, marzo de 1990], 2 t. Madrid: Pabellón de España, 1992, t. II, 161-169.

—. «Turquismos en la *Crónica de los Reyes Otomanos* de Mošé ben Baruj Almosnino», en *Estudios en Homenaje al Prof. Pascual Pascual Recuero, Miscelánea de Estudios Árabes y Hebraicos*, Universidad de Granada, vol. XXXVII-XXXVIII, 1991, 91-100.

—. *La Crónica de los reyes otomanos de Mošé ben Baruj Almosnino: Edición y estudio crítico*. Tesis Doctoral, Universidad de Barcelona, 1990.

S

María Nieves SÁNCHEZ. *Tratados de la peste*. Madrid: Arco Libros, 1993.

Luis SÁNCHEZ GRANJEL y Diego GRACIA GUILLÉN. *El Ejercicio Médico de Judíos y Conversos en España*. Madrid: Real Academia Nac. Medicina, 2003.

Pedro SÁNCHEZ-PRIETO *et al*. *Judizios de las estrellas*. Edición de textos alfonsíes en RAE: CORDE. Universidad de Alcalá de Henares, 2003.

Caetano DE SANTO ANTÓNIO. *Pharmacopea lusitana augmentada: methodo pratico de preparar os medicamentos na fórma galenica, e chimica*. No Mosteiro de S. Vicente de Fóra, Camara Real de Sua Magestade Fidelissima, 1754, 4ª ed.

Angiolgabriello DI SANTA MARIA. *Biblioteca e Storia di quei scrittori cosi della città come del territorio di Vicenza che pervennero fin ad ora a notizia del P. F. Angiolgabriello Carmelitano scalzo Vincentino*. Vicenza: Gio. Battista Vendramini Mosca, 1775, Vol. 3. [en línea].

Haim V. SEPHIHA. «Caracterización del ladino de la *Biblia de Ferrara*», en I. M. HASSÁN y A. BERENGUER (eds.) *Introducción a la Biblia de Ferrara. Actas del Simposio Internacional, Sevilla, 1991*. Madrid: Sociedad Estatal Quinto Centenario, 1994, 299-314.

José Ángel SESMA MUÑOZ. *Revolución comercial y cambio social: Aragón y el mundo mediterráneo (siglos XIV-XV)*. Zaragoza: Universidad, 2013.

Ora (Rodrigue) SCHWARZWALD. *Sidur para mujeres en ladino. Salónica. Siglo XVI*. Jerusalén: Instituto Ben Zvi, 2012.

Doğa Filiz SUBAŞI. «Glosas parentéticas en una obra historiográfica sefardí: *Yildiź y sus secretos: el reino de Abdul Ḥamid*, de Isác Gaḅay». *Sefarad*, 76, 2, 2016, 455-489.

Karl SUDHOFF. «Pestschriften aus den ersten 150. Jahren nach der Epidemie des „schwarzen Todes" 1348». *Archiv für Geschich-*

te der Medizin Band V Heft I y II. Leipzig: Barth, 1911. Pest-
schriften aus den ersten 150 Jahren nach der Epidemie des
„Schwarzen Todes" 1348 : University of Glasgow. Library :
Free Download, Borrow, and Streaming : Internet Archive.

—. v. Arnold Carl KLEBBS, Heinrich STEINHOWEL.

T

Esteban TERREROS Y PANDO. *Diccionario castellano con las voces
de ciencias y artes y sus correspondientes de las tres lenguas
francesa, latina é italiana.* 4 t. Tomos I-III, 1786-1788: En la
Imprenta de la Viuda de Ibarra, Hijos y Compañía. Tomo IV,
1793: En la Imprenta de Don Benito Cano.

Juan DE TORNAMIRA. *Tractatus de febribus celeberrimi doctoris
magistri Iohannis de Tornamira clarissimi studii Montispessu-
lani cancellarii.* [1501]. [en línea].

—. *Practica Johannis de Tornamira cum Tabula [Clarificato-
rium...].* Venetiis: impressa mandato et expensis Luceantonij
de Giunta, 1521. [en línea].

—. חבור בעניין הדבר (*Ḥibur be'inyán haḍéber*). Mss. F 3479 (NLI
990001814390205171) en Tresoar, The Frisian Historical and
Literary Centre, Leeuwarden, Netherlands.

V

María Concepción VÁZQUEZ DE BENITO. «El léxico médico del
castellano medieval de origen árabe», en L. Ferre *et al.* (eds.)
*La ciencia en la España medieval; musulmanes, judíos y cris-
tianos.* Granada: Universidad, 1992, 77-89.

—. «Nuevas aportaciones a 'Voces de origen oriental contenidas
en el *Tesoro Lexicográfico* de *Samuel* Gili Gaya' de A. Stei-
ger». *Homenaje a Darío Cabanelas Rodríguez, O.F.M., con
motivo de su LXX aniversario.* Granada: Universidad, 1987,
137-145.

—. y Mª Teresa HERRERA HERNÁNDEZ. *Los arabismos de los textos médicos latinos y castellanos de la Edad Media y de la mo-
dernidad.* Madrid: CSIC, 1989. Apartado C: «Términos farmacológicos, dietéticos y otros», 157-288.

Joan VENY [estudio lingüístico y glosario]. *Regiment de preserva-ció de la pestilència de Jacme d'Agramont* (*Lleida, 1348*). Estudis introductoris i glossari: Jon Arrizabalaga, Luis García Ballester i Joan Veny. Barcelona: Enciclopèdia Catalana, 1998. [en línea].

W

Ernest WICKERSHEIMER. *Dictionnaire biographique des médecins en France au Moyen âge.* 2 vols. Paris: Librairie Droz, 1979. [en línea].

Z

Alonso ZAMORA VICENTE. *Dialectología española.* Madrid: Gredos, 1989.

CORDE [en línea]: *Corpus diacrónico del español.*

CSIC: *Consejo Superior de Investigaciones Científicas* (España).

DCECH: *Diccionario crítico etimológico castellano e hispánico.* v. Joan Corominas y José Antonio Pascual en Bibliografía.

DCVB [en línea]: *Diccionari català-valencià-balear* d'A. M. Alcover i F. de B. Moll (2001-2002).

DETEMA: María Teresa Herrera. *Diccionario español de términos médicos antiguos.* Madrid: Arco Libros, 1996.

Dic. Aut.: Diccionario de Autoridades. v. *Real Academia Española* en Bibliografía.

DIEC2 [en línea]: *Diccionari de la llengua catalana* de l'Institut d'Estudis Catalans.

DJE: Joseph NEHAMA, *Dictionnaire du Judéo-Espagnol* (Madrid: CSIC, 1977).

D–L: v. Charles Davis y María Luz López Terrada en Bibliografía.

DRAE [en línea]: *Diccionario de la lengua española de la Real Academia Española.*

JTSA: Jewish Theological Seminary of America (Nueva York).

NLI [en línea]: National Library Israel.

RAE: Real Academia Española. http://www.rae.es.

ÍNDICE SUMARIO

173

Terminó la impresión de esta obra en
Barcelona (España), acercándose Janucá de 5785
(diciembre de 2024)

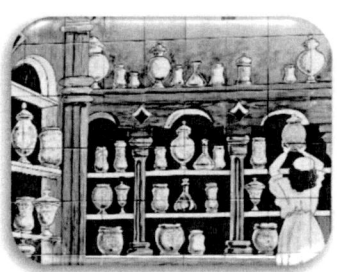

Diré à .A. mi amparo y mi encastilladura, Dios mio enfiuzarmehe en el. Por que el te escaparà de lazo enlazante, de mortandad (מִדֶּבֶר) de quebrantos. (Salmo 91:2-3).

Y traeré sobre vos espada vengan vengança de firmamento; y serèys apañados à vuestras villas: y embiaré mortandad (דֶּבֶר) entre vos. (Levítico 26:25).

Pegarà .A. en ti à la mortandad (אֶת־הַדֶּבֶר): que tu vinièn alli para heredarla. (Deuteronomio 28:21).

37. *Caminos de leche y miel. Jubilee Volume in Honor of Michael Studemund-Halévy* (2 vols.) Vol. 1: Harm DEN BOER, Anna MENNY and Carsten L. WILKE (eds.): History and Culture; Vol. 2: David M. BUNIS, Ivana VUČINA SIMOVIĆ and Corinna DEPPNER (eds.): Language and Literature

38. María SÁNCHEZ-PÉREZ. *El Quijote en judeoespañol. Estudio y edición de los fragmentos publicados en los periódicos sefardíes* El Amigo de la Famiya (*Constantinopla, 1881*) *y* La Boz de Oriente (*Estambul, 1931*)

39. Pilar ROMEU. *Guía bibliográfica de memorias sefardíes* (*segunda parte*). *Sefardíes originarios del Imperio otomano y del norte de África*

40. David M. MANRIQUE. *Dize la Muerte: Estudio y edición de la copia cuatrocentista de la Danza de la Muerte aljamiada* (*Ms. Parma 2666*)

41. Michael STUDEMUND-HALÉVY y Agnieszka AUGUST-ZARĘBSKA. *La boz de Bulgaria. Vol. 3. Aharon Menahem de Rusçuk, Bulgaria*: Don Abrabanel i Formoza *o* Desteramyento de-los judyos de Espanya. *Una obra teatral en judeoespañol publicada en 1900*

42. Susy GRUSS. *Las novelas de Judá Haim Perahiá* (*Salónica 1886 – Xanthi 1970*)

43. Michael STUDEMUND-HALÉVY y Doğa Filiz SUBAŞI. *La boz de Bulgaria. Vol. 4. Benjamin Barbé.* La Deskonsolada (*Plovdiv, 1898*). *Relato autobiográfico en lengua sefardí para los amadores de la lengua judezma*

44. Pilar ROMEU. *Judit. Versiones sefardíes aljamiadas*

45. Michael STUDEMUND-HALÉVY. *La boz de Bulgaria. Vol. 5. The Marketing of a Life. The Young Turk and Zionist Santo Bey de Semo* (*1878-1950*) *and his Drama 'Don Isaac'*

46. Elena ROMERO. *La reina Ester en solfa. Coplas sefardíes de Purim sobre el libro bíblico de Ester: Edición y estudio de los textos*

47. Gad NASSI. *Estorias de los tiempos biblikos. Edición a cargo de Leah Bonnín*

48. Pilar ROMEU FERRÉ. *Tratado sobre la peste. Edición de un manuscrito aljamiado de la obra de Juan de Tornamira* (*s. XIV*) (*Ms. TRESOAR Hs 19*)

49. Michael STUDEMUND-HALÉVY y Doğa F. SUBAŞI. *La Boz de Bulgaria. Vol. 6. Dos cuentos sefardíes de Ruse: Una ija de Israel* (Rusçuk/Ruse, 1894) y *Los maranos* (Rusçuk/Ruse, 1896)

50. Pilar ROMEU FERRÉ. *¿Dónde están las llaves de Sefarad? Estudios sobre la lengua, la literatura y la historia de los sefardíes*

51. Michael STUDEMUND-HALÉVY, Doğa F. SUBAŞI y Tania María GARCÍA ARÉVALO (eds.) *Sefarad en transliteración. Liber discipulorum et Liber amicorum en honor a Pilar Romeu Ferré*

52. Elena ROMERO. *Textos irónicos sefardíes con su poquito de misoginia. Edición y estudio*

53. Susy GRUSS. *La novelas de Itzhak Ben-Rubí en judeoespañol sobre el Holocausto: Estudio y edición de los textos*

54. Michael STUDEMUND-HALÉVY, *El conde desembarca en Estambul: Eliya R. Carmona y su versión de El conde de Montecristo*

55. Pilar ROMEU FERRÉ. *Tratado sobre la peste. Edición crítica del manuscrito 2726 del Jewish Theological Seminary of America* (*s. XV*)